中药速记口袋书

主　编　施旭光
副主编　施家希
编　委　(按姓氏笔画排序)
　　　　沈　淇　林秋红　施旭光
　　　　施家希　黄　明　梁　齐

人民卫生出版社
·北京·

版权所有,侵权必究!

图书在版编目(CIP)数据

中药速记口袋书 / 施旭光主编. -- 北京:人民卫生出版社, 2025.6. -- ISBN 978-7-117-37544-3

I. R28

中国国家版本馆 CIP 数据核字第 2025J8948P 号

人卫智网	www.ipmph.com	医学教育、学术、考试、健康,购书智慧智能综合服务平台
人卫官网	www.pmph.com	人卫官方资讯发布平台

中药速记口袋书

Zhongyao Suji Koudaishu

主　　编:施旭光
出版发行:人民卫生出版社(中继线 010-59780011)
地　　址:北京市朝阳区潘家园南里 19 号
邮　　编:100021
E - mail:pmph @ pmph.com
购书热线:010-59787592　010-59787584　010-65264830
印　　刷:北京顶佳世纪印刷有限公司
经　　销:新华书店
开　　本:889×1194　1/48　印张:5.5
字　　数:196 千字
版　　次:2025 年 6 月第 1 版
印　　次:2025 年 7 月第 1 次印刷
标准书号:ISBN 978-7-117-37544-3
定　　价:29.00 元

打击盗版举报电话:**010-59787491**　　E-mail:**WQ @ pmph.com**
质量问题联系电话:**010-59787234**　　E-mail:**zhiliang @ pmph.com**
数字融合服务电话:**4001118166**　　E-mail:**zengzhi @ pmph.com**

前 言

中药学是我国高等中医药院校的基础课和必修课,也是中医临床上很常用的一门课程,该课程内容丰富实用,是本科生、研究生以及各种中医药类资格考试的必考科目。但《中药学》教材一直以来存在难记、易忘、难用的特点,故急需一本简易的课外参考读物,以弥补统编教材的不足,方便读者学习与应考。因此,我们组织相关中医药学专家,总结教材中的常用中药,编写成一本实用的课外速记口袋书,以适应广大中医药爱好者的需求。

本书具体内容包括:解表药、清热药、泻下药、祛风湿药、化湿药、利水渗湿药、温里药、理气药、消食药、驱虫药、止血药、活血化瘀药、化痰止咳平喘药、安神药、平肝息风药、开窍药、补虚药、收涩药等。每类中药下面再分小组,每组中药有1~4味,每味中药下面列出性味、功效、临床应用、特色口诀、强化记忆等内容。本书既是适合在校学生复习和应考的参考书,也是适合临床医师的口袋书。

与市面上常见同类书比较,本书采用"大分类 + 小分类 + 特色口诀"的方法。大分类就是按照教材的分类,小分类就是将功效相似或者经常一起结对配伍应用的药物分成一组,特色口诀就是把同组药物的共同点和不同点用口诀加以表述,并尽量做到语句押韵,以便于阅读与记忆。通过大分类、小分类,基本上能掌握某味中药的性味与功效,如荆芥,在大分类中属于解表药中的发散风寒药,很明显,该药具有辛温之性,有发散风寒的作用。小分类中属于"荆芥、防风组",很明显,两味药物的药性功效相接近,均属解表轻剂。特色口诀:"荆芥透疹又消疮风,防风胜湿止痉奇"把两种中药的特点表达出来。读者可以通过大分类和小分类来记住功效的共性,并通过歌诀来记住其特殊功效。

衷心希望本书能够帮助读者在趣味阅读中易于学习,易于记忆,易于应用,易于应考。

编 者

2024 年 11 月

目　录

第一章　解表药 …………………………………… 1

（一）发散风寒药 …………………………………… 1
第一组　麻黄,香薷 …………………………………… 1
第二组　紫苏,桂枝 …………………………………… 2
第三组　生姜,葱白 …………………………………… 3
第四组　荆芥,防风 …………………………………… 4
第五组　羌活,藁本 …………………………………… 5
第六组　细辛,白芷 …………………………………… 5
第七组　辛夷,苍耳子 ………………………………… 7
第八组　西河柳,胡荽 ………………………………… 7

（二）发散风热药 …………………………………… 8
第一组　薄荷,蔓荆子 ………………………………… 8
第二组　牛蒡子,蝉蜕 ………………………………… 9
第三组　桑叶,菊花 …………………………………… 11
第四组　柴胡,升麻 …………………………………… 12
第五组　葛根 …………………………………………… 13
第六组　淡豆豉,木贼,谷精草 ……………………… 14

第二章　清热药 …………………………………… 17

（一）清热泻火药 …………………………………… 17
第一组　石膏,知母 …………………………………… 17

第二组	寒水石,竹叶,淡竹叶,芦根	18
第三组	栀子,天花粉	19
第四组	夏枯草,决明子	21
第五组	鸭跖草,青葙子,密蒙花	22

(二) 清热燥湿药 … 23

第一组	黄芩,黄连,黄柏	23
第二组	龙胆,苦参,白鲜皮	25
第三组	秦皮,椿皮	27

(三) 清热解毒药 … 28

第一组	金银花,连翘	28
第二组	穿心莲,板蓝根	29
第三组	大青叶,青黛	30
第四组	白花蛇舌草,蒲公英	31
第五组	重楼,拳参,贯众	32
第六组	漏芦,土茯苓	33
第七组	鱼腥草,败酱草	34
第八组	金荞麦,大血藤	35
第九组	射干,山豆根,青果	36
第十组	马勃,木蝴蝶	37
第十一组	白头翁,鸦胆子	38
第十二组	马齿苋,地锦草	39
第十三组	山慈菇,半边莲	40
第十四组	熊胆粉,千里光	41
第十五组	白蔹,绿豆	42

(四) 清热凉血药 ············· 43
 第一组 生地黄,玄参 ············· 43
 第二组 牡丹皮,赤芍,紫草 ············· 44
 第三组 水牛角,白薇 ············· 46

(五) 清虚热药 ············· 47
 第一组 青蒿,地骨皮 ············· 47
 第二组 银柴胡,胡黄连 ············· 48

第三章 泻下药 ············· 51

(一) 攻下药 ············· 51
 第一组 大黄,芒硝 ············· 51
 第二组 番泻叶,芦荟 ············· 52

(二) 润下药 ············· 53
 第一组 火麻仁,郁李仁,松子仁 ············· 53
 第二组 商陆,牵牛子 ············· 55

(三) 峻下逐水药 ············· 56
 第一组 甘遂,京大戟,芫花 ············· 56
 第二组 巴豆霜,千金子 ············· 57

第四章 祛风湿药 ············· 60

(一) 祛风寒湿药 ············· 60
 第一组 独活,防己 ············· 60
 第二组 威灵仙,徐长卿 ············· 61
 第三组 川乌,草乌 ············· 62
 第四组 蕲蛇,乌梢蛇 ············· 63

第五组　木瓜,伸筋草,蚕沙 ···············64

　　第六组　海风藤,青风藤 ···················65

　　第七组　丁公藤,昆明山海棠 ···············66

　　第八组　路路通,穿山龙 ···················67

(二) 祛风湿热药 ································68

　　第一组　秦艽,桑枝,豨莶草 ···············68

　　第二组　臭梧桐,海桐皮 ···················69

　　第三组　络石藤,丝瓜络 ···················70

　　第四组　雷公藤,老鹳草 ···················71

(三) 祛风湿强筋骨药 ··························72

　　第一组　五加皮,香加皮 ···················72

　　第二组　桑寄生,狗脊 ·····················73

　　第三组　千年健,雪莲花 ···················74

第五章 化湿药 ·······························76

　　第一组　广藿香,佩兰 ·····················76

　　第二组　苍术,厚朴 ·······················77

　　第三组　豆蔻,砂仁 ·······················78

　　第四组　草豆蔻,草果 ·····················79

第六章 利水渗湿药 ···························81

(一) 利水消肿药 ······························81

　　第一组　茯苓,薏苡仁 ·····················81

　　第二组　猪苓,泽泻 ·······················82

第三组	葫芦,枳椇子,冬瓜皮,玉米须	83

(二)利水通淋药 84

第一组	车前子,滑石	84
第二组	木通,通草	85
第三组	瞿麦,萹蓄	86
第四组	地肤子,海金砂	87
第五组	石韦,冬葵子	88
第六组	灯心草,萆薢	89

(三)利湿退黄药 89

第一组	茵陈,金钱草	89
第二组	虎杖,珍珠草	90
第三组	垂盆草,地耳草,鸡骨草	91

第七章 温里药 94

第一组	附子,肉桂	94
第二组	干姜,高良姜	95
第三组	吴茱萸,小茴香	96
第四组	丁香,花椒	97
第五组	胡椒,荜茇,荜澄茄	98

第八章 理气药 101

第一组	陈皮,青皮	101
第二组	枳实,木香	102
第三组	沉香,檀香	103

第四组　川楝子,乌药 …………………………… 104
　　第五组　荔枝核,香附 …………………………… 105
　　第六组　娑罗子,佛手 …………………………… 106
　　第七组　香橼,梅花 ……………………………… 107
　　第八组　玫瑰花,薤白 …………………………… 108
　　第九组　大腹皮,甘松 …………………………… 108
　　第十组　九香虫,刀豆,柿蒂 …………………… 109

第九章　消食药 …………………………………… 112
　　第一组　山楂,六神曲 …………………………… 112
　　第二组　麦芽,稻芽 ……………………………… 113
　　第三组　莱菔子,鸡内金 ………………………… 114

第十章　驱虫药 …………………………………… 116
　　第一组　南瓜子,鹤草芽,苦楝皮 ……………… 116
　　第二组　使君子,雷丸 …………………………… 117
　　第三组　槟榔,鹤虱,芜荑,榧子 ……………… 118

第十一章　止血药 ………………………………… 121
(一) 凉血止血药 …………………………………… 121
　　第一组　小蓟,大蓟,地榆 ……………………… 121
　　第二组　槐花,侧柏叶 …………………………… 122
　　第三组　白茅根,苎麻根,羊蹄 ………………… 123
(二) 化瘀止血药 …………………………………… 125
　　第一组　三七,茜草,蒲黄 ……………………… 125

第二组　花蕊石,降香 ············· 126

(三) 收敛止血药 ··················· 127
　　第一组　白及,仙鹤草,紫珠叶 ······· 127
　　第二组　棕榈炭,藕节,血余炭 ······· 129

(四) 温经止血药 ··················· 130
　　艾叶,炮姜,灶心土 ··············· 130

第十二章　活血化瘀药 ············· 133

(一) 活血止痛药 ··················· 133
　　第一组　延胡索,川芎 ············· 133
　　第二组　姜黄,郁金 ··············· 134
　　第三组　莪术,三棱 ··············· 135
　　第四组　乳香,没药 ··············· 136
　　第五组　五灵脂,血竭 ············· 137

(二) 活血调经药 ··················· 138
　　第一组　丹参,红花 ··············· 138
　　第二组　桃仁,牛膝 ··············· 139
　　第三组　月季花,凌霄花 ··········· 140
　　第四组　益母草,泽兰 ············· 141
　　第五组　鸡血藤,王不留行 ········· 142

(三) 活血疗伤药 ··················· 143
　　第一组　土鳖虫,自然铜 ··········· 143
　　第二组　马钱子,苏木 ············· 144
　　第三组　骨碎补,儿茶,刘寄奴 ······· 145

（四）破血消癥药 …………………… 147

　　第一组　水蛭,虻虫,斑蝥 …………… 147

　　第二组　穿山甲,(王不留行) ………… 148

第十三章　化痰止咳平喘药 ………… 151

（一）温化寒痰药 …………………… 151

　　第一组　半夏,旋覆花 ……………… 151

　　第二组　天南星,白附子 …………… 152

　　第三组　芥子,皂荚,猫爪草 ………… 154

　　第四组　白前,前胡 ………………… 155

（二）清化热痰药 …………………… 156

　　第一组　川贝母,浙贝母,瓜蒌 ……… 156

　　第二组　竹茹,竹沥,天竺黄 ………… 158

　　第三组　桔梗,胖大海 ……………… 160

　　第四组　昆布,海藻 ………………… 161

　　第五组　黄药子,海蛤壳,海浮石 …… 162

　　第六组　瓦楞子,礞石 ……………… 163

（三）止咳平喘药 …………………… 164

　　第一组　苦杏仁,紫苏子 …………… 164

　　第二组　百部,紫菀,款冬花 ………… 165

　　第三组　马兜铃,枇杷叶 …………… 166

　　第四组　桑白皮,葶苈子 …………… 167

　　第五组　白果,洋金花,矮地茶 ……… 168

第十四章 安神药 … 171

（一）重镇安神药 … 171
第一组　朱砂,琥珀 … 171
第二组　龙骨,磁石 … 172

（二）养心安神药 … 173
第一组　酸枣仁,柏子仁 … 173
第二组　灵芝,首乌藤 … 174
第三组　合欢皮,远志 … 175

第十五章 平肝息风药 … 178

（一）平抑肝阳药 … 178
第一组　石决明,珍珠母 … 178
第二组　代赭石,牡蛎 … 179
第三组　刺蒺藜,罗布麻叶 … 181

（二）息风止痉药 … 182
第一组　羚羊角,钩藤,天麻 … 182
第二组　牛黄,珍珠 … 183
第三组　全蝎,蜈蚣 … 184
第四组　地龙,僵蚕 … 185

第十六章 开窍药 … 188
第一组　麝香,石菖蒲 … 188
第二组　苏合香,冰片,蟾酥 … 189

第十七章 补虚药 ········ 191

（一）补气药 ········ 191

- 第一组　人参,黄芪 ········ 191
- 第二组　党参,西洋参,太子参 ········ 192
- 第三组　白术,山药 ········ 194
- 第四组　白扁豆,甘草 ········ 195
- 第五组　大枣,刺五加 ········ 196
- 第六组　绞股蓝,红景天 ········ 197
- 第七组　饴糖,蜂蜜 ········ 198

（二）补阳药 ········ 199

- 第一组　鹿茸,紫河车 ········ 199
- 第二组　巴戟天,淫羊藿,仙茅 ········ 200
- 第三组　肉苁蓉,锁阳 ········ 201
- 第四组　杜仲,续断 ········ 202
- 第五组　补骨脂,益智仁 ········ 203
- 第六组　菟丝子,沙苑子 ········ 204
- 第七组　蛤蚧,核桃仁 ········ 205
- 第八组　冬虫夏草,胡芦巴,韭菜子 ········ 206
- 第九组　阳起石,紫石英 ········ 207
- 第十组　海狗肾,海马,哈蟆油 ········ 208

（三）补血药 ········ 209

- 第一组　当归,熟地黄 ········ 209
- 第二组　白芍,阿胶 ········ 210

第三组　何首乌,龙眼肉 ····· 211

(四) 补阴药 ····· 213

　　第一组　北沙参,南沙参 ····· 213

　　第二组　百合,麦冬 ····· 214

　　第三组　天冬,玉竹 ····· 215

　　第四组　石斛,黄精 ····· 216

　　第五组　墨旱莲,女贞子,枸杞子 ····· 217

　　第六组　桑椹,黑芝麻 ····· 218

　　第七组　龟甲,鳖甲 ····· 218

第十八章 收涩药 ····· 222

(一) 固表止汗药 ····· 222

　　麻黄根,浮小麦,糯稻根 ····· 222

(二) 敛肺涩肠药 ····· 223

　　第一组　五味子,乌梅 ····· 223

　　第二组　五倍子,诃子,罂粟壳 ····· 224

　　第三组　石榴皮,肉豆蔻 ····· 225

　　第四组　赤石脂,禹余粮 ····· 226

(三) 固精缩尿止带药 ····· 227

　　第一组　山茱萸,覆盆子,桑螵蛸 ····· 227

　　第二组　金樱子,海螵蛸 ····· 228

　　第三组　芡实,莲子 ····· 230

　　第四组　刺猬皮,鸡冠花 ····· 231

第十九章 涌吐药 ································ 233

第一组　常山,胆矾 ································ 233

第二组　瓜蒂,藜芦 ································ 234

第二十章 攻毒杀虫止痒药 ······················ 236

第一组　雄黄,硫黄 ································ 236

第二组　白矾,蛇床子 ······························ 237

第三组　土荆皮,蜂房 ······························ 238

第四组　樟脑,大蒜 ································ 239

第二十一章 拔毒化腐生肌药 ·················· 241

第一组　红粉,轻粉 ································ 241

第二组　砒石,铅丹 ································ 242

第三组　炉甘石,硼砂 ······························ 243

第一章 解表药

(一) 发散风寒药

第一组 麻黄,香薷

口诀

麻薷发表利水肿,麻黄平喘薷化湿。

中药	麻黄	香薷
性味	辛、微苦,温	辛,微温
功效	发汗解表,宣肺平喘,利水消肿	发汗解表,化湿和中,利水消肿
应用	1. 风寒感冒 2. 咳嗽气喘 3. 风水水肿	1. 风寒感冒,也治风寒感冒兼脾胃湿困 2. 水肿脚气
用法用量	煎服,2~9g。发汗解表宜生用,止咳平喘多炙用	煎服,3~9g。用于发表,量不宜过大,且不宜久煎;用于利水消肿,量宜稍大,且须浓煎
使用注意	本品发汗力强,凡表虚自汗、阴虚盗汗及肺肾虚喘者均当慎用	

【强化记忆】
1. 外感风寒表实证,恶寒发热,脉浮紧首选:
A. 桂枝 B. 荆芥 C. 麻黄 D. 紫苏
2. 风寒感冒而兼脾胃湿困,症见恶寒,发热,头痛身

重,无汗,脘满纳差,苔腻,或恶心呕吐,腹泻者首选:
A. 桂枝　　　B. 荆芥　　　C. 麻黄　　　D. 香薷

3. 夏月感冒,发热恶寒,头痛无汗当选用:
A. 桂枝　　　B. 荆芥　　　C. 麻黄　　　D. 香薷

第二组 紫苏,桂枝

口诀

紫苏解表散风寒,行气和胃止呕良,
桂枝解肌温经脉,平冲降逆且助阳。

中药	紫苏	桂枝
性味	辛,温	辛,甘,温
功效	解表散寒,行气和胃	发汗解肌,温通经脉,助阳化气,平冲降逆
应用	1. 风寒表证 2. 咳嗽呕恶,妊娠呕吐	1. 风寒感冒 2. 脘腹冷痛、经闭痛经、关节痹痛等寒凝血滞诸痛证 3. 痰饮,水肿 4. 心悸,奔豚
用法用量	5~10g,不宜久煎	煎服,3~10g
使用注意		本品辛温助热,易伤阴动血,凡外感热病、阴虚火旺、血热妄行等证,均当忌用。孕妇及月经过多者慎用

【强化记忆】

1. 治疗外感风寒兼气滞胸脘满闷、恶心呕逆者,宜首选:
A. 防风　　　　B. 香薷　　　　C. 桂枝
D. 紫苏　　　　E. 白芷

2. 桂枝具有的功效是:
A. 宣肺平喘　　B. 温通经脉　　C. 止血
D. 行气宽中　　E. 胜湿止痛

第三组　生姜,葱白

口诀

生姜止呕解表寒,化痰止咳蟹毒蠲,
葱白发汗以解表,并可散寒与通阳。

中药	生姜	葱白
性味	辛,微温	辛,温
功效	解表散寒,温中止呕,化痰止咳,解鱼蟹毒	发汗解表,散寒通阳
应用	1. 风寒感冒 2. 脾胃寒证 3. 胃寒呕吐 4. 寒痰咳嗽 5. 鱼蟹中毒	1. 风寒感冒 2. 阴盛格阳
用法用量	煎服,3~10g	煎服,3~10g
使用注意	本品助火伤阴,故热盛及阴虚内热者忌服	

【强化记忆】
1. 既能解表散寒,又能解鱼蟹毒的药物是:
A. 麻黄　　　　B. 桂枝　　　　C. 香薷
D. 荆芥　　　　E. 生姜
2. 误服生半夏中毒,应考虑选用:
A. 麻黄　　　　B. 紫苏　　　　C. 羌活
D. 生姜　　　　E. 白芷

第四组　荆芥，防风

口诀

荆防解表散风寒，荆疹疮而痛痉防。

中药	荆芥	防风
性味	辛,微温	辛、甘,微温
功效	解表散风,透疹,消疮	祛风解表,胜湿止痛,止痉
应用	1. 感冒,头痛 2. 麻疹不透,风疹瘙痒 3. 疮疡初起	1. 感冒,头痛 2. 风湿痹痛 3. 风疹瘙痒 4. 破伤风
用法用量	煎服,5~10g,不宜久煎	煎服,5~10g

【强化记忆】

1. 既能祛风解表,又能胜湿、止痛、止痉的药物是:
A. 荆芥　　　　B. 防风　　　　C. 香薷
D. 紫苏　　　　E. 桂枝
2. 桂枝具有的功效是:
3. 荆芥具有的功效是:
A. 宣肺平喘　　B. 温通经脉　　C. 止血
D. 行气宽中　　E. 胜湿止痛
4. 荆芥可用治:
5. 防风可用治:
A. 风寒感冒　　B. 风热感冒
C. 两者均可　　D. 两者均不可
6. 能止血的药物是:
A. 荆芥　　　　B. 紫苏　　　　C. 防风
D. 麻黄　　　　E. 桂枝

4

第五组 羌活,藁本

> **口诀**
>
> 羌藁解表散风寒,祛风除湿止头痛。

中药	羌活	藁本
性味	辛、苦,温	辛,温
功效	解表散寒,祛风除湿,止痛	祛风散寒,除湿止痛
应用	1. 风寒感冒,头痛项强 2. 风寒湿痹,肩背酸痛	1. 风寒感冒,巅顶疼痛 2. 风寒湿痹
用法用量	煎服,3~10g	煎服,3~10g
使用注意	品辛香温燥之性较烈,故阴血亏虚者慎用。用量过多,易致呕吐,脾胃虚弱者不宜服	

【强化记忆】

1. 尤善祛上半身风湿的药是:
A. 羌活　　　　　B. 白芷　　　　　C. 藁本
D. 独活　　　　　E. 细辛
2. 羌活善治:
3. 藁本善治:
A. 少阳头痛　　　B. 太阳头痛　　　C. 巅顶头痛
D. 少阴头痛　　　E. 厥阴头痛

第六组 细辛,白芷

> **口诀**
>
> 辛芷解表风寒散,祛风止痛鼻窍通,
> 细辛有毒温肺饮,白芷燥湿带排脓。

中药	细辛	白芷
性味	辛,温	辛,温
功效	解表散寒,祛风止痛,通窍,温肺化饮	解表散寒,祛风止痛,宣通鼻窍,燥湿止带,消肿排脓
应用	1. 风寒感冒 2. 头痛,牙痛,风湿痹痛 3. 鼻鼽,鼻渊,鼻塞流涕	1. 风寒感冒 2. 头痛,眉棱骨痛,牙痛,风湿痹痛 3. 鼻鼽,鼻渊,鼻塞流涕 4. 带下 5. 疮疡肿痛
用法用量	煎服,1~3g;散剂每次服0.5~1g	煎服,3~10g。外用适量
使用注意	本品辛香温散,故气虚多汗、阴虚阳亢头痛、阴虚燥咳或肺热咳嗽者忌用。不宜与藜芦同用。用量不宜过大,素有"细辛用量不过钱"之说	本品辛香温燥,阴虚血热者忌服

【强化记忆】

1. 细辛的使用注意包括:

A. 用量不可过大　　B. 肺热咳嗽忌用

C. 反藜芦　　　　　D. 阴虚阳亢头痛忌用

E. 气虚多汗忌用

2. 白芷具有的功效是:

A. 散风解表　　　B. 通窍止痛　　　C. 燥湿止带

D. 消肿排脓　　　E. 温肺化饮

3. 细辛可用治:

4. 白芷可用治:

A. 风寒头痛　　　B. 鼻渊头痛

C. 两者均可　　　D. 两者均不可

第七组 辛夷,苍耳子

口诀

散寒通窍辛夷苍,祛湿止痛疮毒当。

中药	辛夷	苍耳子
性味	辛,温	辛、苦,温;有毒
功效	散风寒,通鼻窍	散风寒,通鼻窍,祛风湿,止痛
应用	1. 风寒感冒,头痛鼻塞 2. 鼻渊、鼻衄,鼻塞流涕	1. 风寒感冒,头痛鼻塞 2. 鼻渊、鼻衄,鼻塞流涕 3. 风疹瘙痒 4. 湿痹拘挛
用法用量	煎服,3~10g;本品有毛,刺激咽喉,内服时宜包煎。外用适量	煎服,3~10g
使用注意	阴虚火旺者忌服	血虚头痛者不宜服用。过量服用易致中毒

【强化记忆】
1. 具有通鼻窍功效的药物是:
A. 桂枝　　　　B. 白芷　　　　C. 细辛
D. 辛夷　　　　E. 苍耳子
2. 辛夷入汤剂宜:
A. 先煎　　　　B. 后下　　　　C. 另煎
D. 包煎　　　　E. 烊化

第八组 西河柳,胡荽

口诀

发表透疹柳胡荽,风湿河柳胡开胃。

中药	西河柳	胡荽
性味	甘、辛,平	辛,温
功效	发表透疹,祛风除湿	发表透疹,开胃消食
应用	1. 麻疹不透,风疹瘙痒 2. 风湿痹痛	1. 麻疹不透 2. 饮食不消,纳食不佳
用法用量	煎服,3~6g。外用适量,煎汤擦洗	煎服,3~6g。外用适量
使用注意	麻疹已透者不宜使用。用量过大易致心烦、呕吐	热毒壅盛而疹出不畅者忌服

【强化记忆】
下列属于西河柳、胡荽共有的功效的是:
A. 开胃 B. 祛风 C. 透疹
D. 解表 E. 瘙痒

(二) 发散风热药

第一组 薄荷,蔓荆子

口诀

辛凉薄荷与蔓荆,疏散风热头目清,
薄荷利咽与透疹,肝气郁滞胁痛灵。

中药	薄荷	蔓荆子
性味	辛,凉	辛、苦,微寒
功效	疏散风热,清利头目,利咽透疹,疏肝行气	疏散风热,清利头目

续表

应用	1. 风热感冒,温病初起 2. 风热上攻,头痛眩晕,目赤多泪,喉痹,咽喉肿痛,口舌生疮 3. 麻疹不透,风疹瘙痒 4. 肝郁气滞,胸胁胀闷	1. 风热感冒头痛 2. 目赤多泪,目暗不明,齿龈肿痛 3. 头晕目眩
用法用量	煎服,3~6g;宜后下。薄荷叶长于发汗解表,薄荷梗偏于理气和中	煎服,5~10g
使用注意	本品芳香辛散,发汗耗气,故体虚多汗者不宜使用	

【强化记忆】

1. 下列药物中,长于清利头目的是:
A. 葛根　　　　　B. 柴胡　　　　　C. 升麻
D. 蔓荆子　　　　E. 淡豆豉
2. 能疏肝解郁的药物是:
A. 薄荷　　　　　B. 牛蒡子　　　　C. 桑叶
D. 菊花　　　　　E. 蔓荆子
3. 薄荷的功效是:
A. 疏散风热　　　B. 清利头目　　　C. 疏肝行气
D. 清肺润燥　　　E. 利咽透疹

第二组　牛蒡子,蝉蜕

口诀

疏散风热牛蒡蝉,透疹开音与利咽,
牛蒡解毒消疮肿,蝉蜕明目息风痉。

中药	牛蒡子	蝉蜕
性味	辛、苦,寒	甘,寒

续表

功效	疏散风热,宣肺祛痰,利咽透疹,解毒消肿	疏散风热,利咽开音,透疹,明目退翳,息风止痉
应用	1. 风热感冒,温病初起,咳嗽痰多 2. 麻疹不透,风疹瘙痒 3. 痈肿疮毒,丹毒,痄腮,咽喉肿痛	1. 风热感冒,温病初起,咽痛音哑 2. 麻疹不透,风疹瘙痒 3. 目赤翳障 4. 惊风抽搐,破伤风
用法用量	煎服,6~12g。炒用可使其苦寒及滑肠之性略减	煎服,3~6g
使用注意	本品性寒,滑肠通便,气虚便溏者慎用	《名医别录》有"主妇人生子不下"的记载,故孕妇慎用

【强化记忆】

1. 具有疏散风热,透疹利咽功效的药物是:
A. 葛根　　　　B. 牛蒡子　　　　C. 蝉蜕
D. 升麻　　　　E. 薄荷
2. 蝉蜕具有的功效是:
3. 牛蒡子具有的功效是:
A. 透疹　　　　B. 利咽
C. 两者均是　　D. 两者均非
4. 牛蒡子具有的功效是:
5. 蝉蜕具有的功效是:
A. 疏散风热　　B. 透疹
C. 两者均是　　D. 两者均非
6. 蝉蜕具有的功效是:
A. 明目退翳、息风止痉
B. 透发麻疹、利咽止咳

C. 解毒透疹、止泻止痢
D. 明目退翳、除烦止渴
E. 息风止痉、排脓消痈
7. 下列除哪项外均具有明目功效？
A. 菊花　　　　　B. 桑叶　　　　　C. 蝉蜕
D. 牛蒡子　　　　E. 决明子
8. 治疗肝经风热，目赤肿痛，宜选用：
A. 柴胡　　　　　B. 牛蒡子　　　　C. 葛根
D. 蝉蜕　　　　　E. 升麻

第三组　桑叶，菊花

口诀

桑菊甘寒散风热，清肝平肝又明目，
桑叶兼清肺润燥，菊花甘苦解热毒。

中药	桑叶	菊花
性味	甘、苦，寒	辛、甘、苦，微寒
功效	疏散风热，清肺润燥，平抑肝阳，清肝明目	疏散风热，平抑肝阳，清肝明目，清热解毒
应用	1. 风热感冒，温病初起 2. 肺热咳嗽，燥热咳嗽 3. 肝阳上亢，头痛眩晕 4. 目赤肿痛，目暗昏花	1. 风热感冒，温病初起 2. 肝阳上亢，头痛眩晕 3. 目赤肿痛，眼目昏花 4. 疮痈肿毒
用法用量	煎服，5~10g。桑叶蜜炙能增强润肺止咳的作用，故肺燥咳嗽宜蜜制用	煎服，5~10g。黄菊花偏于疏散风热，白菊花偏于平肝、清肝明目

【强化记忆】

1. 菊花具有的功效是：
A. 平降肝阳，息风止痉　　B. 疏风清热，息风止痉

C. 疏散风热,清热解毒　　D. 清肺止咳,清热解毒
E. 疏风清热,清利咽喉
2. 咳嗽痰稠,鼻咽干燥,属燥热伤肺者,治疗宜选用:
A. 薄荷　　　　　　B. 升麻　　　　　　C. 葛根
D. 蔓荆子　　　　　E. 桑叶
3. 桑叶、菊花的功效共同点是:
A. 疏散风热　　B. 平抑肝阳　　C. 清肺润燥
D. 清肝明目　　E. 清热解毒

第四组　柴胡,升麻

口诀

柴升发表升阳气,升毒透疹柴肝热。

中药	柴胡	升麻
性味	辛、苦,微寒	辛、微甘,微寒
功效	疏散退热,疏肝解郁,升举阳气	发表透疹,清热解毒,升举阳气
应用	1. 感冒发热,寒热往来 2. 肝郁气滞,胸胁胀痛,月经不调 3. 气虚下陷,胃下垂,肾下垂,子宫脱垂,久泻脱肛	1. 风热感冒,发热头痛 2. 麻疹不透 3. 齿痛,口疮,咽喉肿痛,阳毒发斑 4. 气虚下陷,胃下垂,久泻脱肛,子宫脱垂,肾下垂,崩漏下血
用法用量	煎服,3~10g。疏散退热宜生用;疏肝解郁醋炙,升举阳气可生用或酒炙	煎服,3~10g。发表透疹、清热解毒宜生用,升阳举陷宜蜜炙用
使用注意	柴胡其性升散,古人有"柴胡劫肝阴"之说,阴虚阳亢,肝风内动,阴虚火旺及气机上逆者忌用或慎用	

【强化记忆】

1. 升麻常用治:
A. 外感表证　　　B. 湿热泻痢　　　C. 气虚下陷
D. 疹发不畅　　　E. 热毒疮疡
2. 升麻具有的功效是:
3. 柴胡具有的功效是:
A. 升举阳气　　　B. 清热解毒
C. 两者均是　　　D. 两者均非
4. 柴胡具有的功效是:
5. 升麻具有的功效是:
A. 疏肝解郁　　　B. 清热解毒　　　C. 清肺润燥
D. 息风止痉　　　E. 生津止渴
6. 下列哪组药物都具有升阳、发表作用?
A. 麻黄、桂枝、香薷
B. 荆芥、防风、紫苏
C. 羌活、白芷、藁本
D. 薄荷、蝉蜕、牛蒡子
E. 升麻、柴胡、葛根
7. 柴胡、升麻都具有的功效是:
A. 解表生津　　　B. 清热解毒　　　C. 疏肝解郁
D. 透发麻疹　　　E. 升阳举陷

第五组　葛根

口诀

葛根退热疹津渴,升阳止泻经络解。

中药	葛根
性味	甘、辛,凉
功效	解肌退热,生津止渴,透疹,升阳止泻,通经活络,解酒毒

续表

应用	1. 外感发热头痛,项背强痛 2. 热病口渴,消渴 3. 麻疹不透 4. 热泻热痢,脾虚泄泻 5. 中风偏瘫,胸痹心痛,眩晕头痛 6. 酒毒伤中
用法用量	煎服,10~15g。解肌退热、生津止渴、透疹、通经活络、解酒毒宜生用,升阳止泻宜煨用

【强化记忆】

1. 既能发表解肌,又能升阳止泻的药物是:
A. 升麻　　　　B. 葛根　　　　C. 柴胡
D. 桑叶　　　　E. 薄荷
2. 葛根具有的功效是:
3. 桑叶具有的功效是:
A. 息风止痉　　B. 平肝明目　　C. 和解退热
D. 清热解毒　　E. 升阳止泻
4. 葛根可用治:
5. 柴胡可用治:
A. 风寒感冒　　　　B. 风热感冒
C. 两者均可　　　　D. 两者均不可

第六组　淡豆豉,木贼,谷精草

口诀

豆豉表烦宣郁热,木贼谷精疏目翳。

中药	淡豆豉	木贼	谷精草
性味	苦、辛,凉	甘、苦,平	辛、甘,平
功效	解表,除烦,宣发郁热	疏散风热,明目退翳	疏散风热,明目退翳

续表

应用	1. 感冒,寒热头痛 2. 热病烦躁胸闷,虚烦不眠	1. 风热目赤,迎风流泪,目生云翳 2. 出血证	1. 风热目赤,肿痛羞明,目生翳膜 2. 风热头痛
用法用量	煎服,6~12g。传统认为,本品以桑叶、青蒿发酵者多用治风热感冒,热病胸中烦闷之证;以麻黄、紫苏发酵者,多用治风寒感冒头痛	煎服,3~9g	煎服,5~10g
使用注意			阴虚血亏之眼疾者不宜用

【强化记忆】

1. 疏散风热,明目退翳药物是:
A. 升麻　　　　B. 葛根　　　　C. 柴胡
D. 木贼　　　　E. 谷精草

2. 可以用治风热头痛,风热目赤,肿痛羞明,目生翳膜的药物是:
A. 升麻　　　　B. 葛根　　　　C. 柴胡
D. 当归　　　　E. 谷精草

第一章【强化记忆】参考答案

(一) 发散风寒药

第一组:1. C 2. D 3. D
第二组:1. D 2. B
第三组:1. E 2. D
第四组:1. B 2. B 3. C 4. C 5. C 6. A
第五组:1. A 2. B 3. C
第六组:1. ABCDE 2. ABCD 3. C 4. C

第七组:1. BCDE 2. D
第八组:C

(二) 发散风热药

第一组:1. D 2. A 3. ABCE
第二组:1. BCE 2. C 3. C 4. C 5. C 6. A 7. D 8. D
第三组:1. C 2. E 3. ABD
第四组:1. ACDE 2. C 3. A 4. A 5. B 6. E 7. E
第五组:1. B 2. E 3. B 4. C 5. C
第六组:1. DE 2.E

第二章 清热药

(一)清热泻火药

第一组 石膏,知母

口诀

清热泻火知母石,两药生用除烦渴,
石膏煅用敛湿疮,生肌止血效也得。

中药	石膏	知母
性味	甘、辛,大寒	苦、甘,寒
功效	生用:清热泻火,除烦止渴;煅用:收湿,生肌,敛疮,止血	清热泻火,滋阴润燥
应用	1. 外感热病,高热烦渴 2. 肺热喘咳 3. 胃火亢盛,头痛牙痛,内热消渴 4. 溃疡不敛,湿疹瘙痒,水火烫伤,外伤出血	1. 外感热病,高热烦渴 2. 肺热咳嗽,阴虚燥咳 3. 骨蒸潮热 4. 内热消渴 5. 阴虚肠燥便秘
用法用量	生石膏煎服,15~60g,宜打碎先煎。煅石膏外用适量,研末撒敷患处	煎服,6~12g。本品清热泻火宜生用,滋阴降火宜盐水炙用
使用注意	脾胃虚寒及阴虚内热者忌用	本品性寒质润,能滑肠通便,故脾虚便溏者慎用

【强化记忆】

1. 既能清热泻火,又能除烦止渴的药物是:
A. 夏枯草　　　　B. 决明子　　　C. 蔓荆子
D. 石膏　　　　　E. 柴胡

2. 既能生津止渴,又能滋阴润燥的药物是:
A. 石膏　　　　　B. 芦根　　　　C. 知母
D. 葛根　　　　　E. 决明子

3. 石膏的性味是:
A. 辛、甘、温
B. 甘、苦、温
C. 苦、辛、大寒
D. 甘、辛、大寒
E. 甘、咸、寒

第二组 寒水石,竹叶,淡竹叶,芦根

口诀

竹叶芦根寒水石,清热泻之功了得,
竹芦除烦兼利尿,芦根生津止呕渴。

中药	寒水石	竹叶
性味	辛、咸,寒	甘、辛、淡,寒
功效	清热泻火	清热泻火,除烦,生津,利尿
应用	1. 热病烦渴,癫狂 2. 口舌生疮,热毒疮肿,丹毒,烧烫伤	1. 热病烦渴 2. 口舌生疮,小便短赤涩痛
用法用量	煎服,9~15g。打碎先煎。外用适量,研细粉调敷患处	煎服,6~15g;鲜品15~30g
使用注意	脾胃虚寒者慎用	阴虚火旺、骨蒸潮热者不宜使用

续表

中药	淡竹叶	芦根
性味	甘、淡,寒	甘,寒
功效	清热泻火,除烦止渴,利尿通淋	清热泻火,生津止渴,除烦,止呕,利尿
应用	1. 热病烦渴 2. 口舌生疮,小便短赤涩痛	1. 热病烦渴 2. 肺热咳嗽,肺痈吐脓 3. 胃热呕哕 4. 热淋涩痛
用法用量	煎服,6~10g	煎服,15~30g;鲜品用量加倍,或捣汁用
使用注意	阴虚火旺、骨蒸潮热者不宜使用	脾胃虚寒者慎用

【强化记忆】
1. 芦根具有的功效是:
A. 除烦、止呕、利尿 B. 除烦、止泻、利尿
C. 泻火、止泻、利尿 D. 泻火、止汗、生津
E. 清热、燥湿、止呕
2. 淡竹叶具有的功效是:
A. 清热泻火、滋阴 B. 除烦止渴、凉血
C. 清热燥湿、利尿 D. 生津润燥、除烦
E. 清热泻火、利尿
3. 芦根的功效:
A. 清热泻火 B. 生津止渴 C. 除烦
D. 止呕 E. 利尿

第三组 栀子,天花粉

口诀

清热泻火花粉栀,栀子除烦兼利湿,
凉血解毒消肿痛,花粉排脓又止渴。

中药	栀子	天花粉
性味	苦,寒。归心、肺、三焦经	甘、微苦,微寒。归肺、胃经
功效	泻火除烦,清热利湿,凉血解毒;外用消肿止痛	清热泻火,生津止渴,消肿排脓
应用	1. 热病烦闷 2. 湿热黄疸 3. 淋证涩痛 4. 血热吐衄 5. 目赤肿痛 6. 热毒疮疡 7. 扭挫伤痛	1. 热病烦渴 2. 肺热燥咳 3. 内热消渴 4. 疮疡肿毒
用法用量	煎服,6~10g。外用生品适量,研末调敷。生栀子走气分而清热泻火,焦栀子及栀子炭入血分而凉血止血。传统又认为,栀子皮(果皮)偏于达表而去肌肤之热,栀子仁(种子)偏于走里而清里热	煎服,10~15g
使用注意	本品苦寒伤胃,脾虚便溏者慎用	孕妇慎用。不宜与川乌、制川乌、草乌、制草乌、附子同用

【强化记忆】

1. 既能生津止渴,又能消肿排脓的药物是:
A. 石膏　　　　B. 天花粉　　　C. 知母
D. 牛蒡子　　　E. 菊花

2. 既能清热利湿,又能凉血解毒的药物是:
A. 栀子　　　　B. 芦根　　　　C. 淡竹叶
D. 天花粉　　　E. 知母

第四组 夏枯草,决明子

> **口诀**
>
> 清肝明目夏枯明,夏枯散结消肿灵,
> 瘰疬乳痈均可治,决明润肠大便行。

中药	夏枯草	决明子
性味	辛、苦,寒。归肝、胆经	甘、苦、咸,微寒。归肝、大肠经
功效	清肝泻火,明目,散结消肿	清肝明目,润肠通便
应用	1. 目赤肿痛,目珠夜痛,头痛眩晕 2. 瘰疬,瘿瘤 3. 乳痈,乳癖,乳房胀痛	1. 目赤涩痛,羞明多泪,目暗不明 2. 头痛眩晕 3. 肠燥便秘
用法用量	煎服,9~15g	煎服,9~15g。用于润肠通便,不宜久煎
使用注意	脾胃虚弱者慎用	气虚便溏者不宜用

【强化记忆】

1. 夏枯草具有的功效是:
A. 散结消肿   B. 润肠通便   C. 祛风明目
D. 疏散风热   E. 清热利湿
2. 常用治肺热喘咳的药物是:
3. 常用治肝热目赤肿痛、瘰疬的药物是:
A. 石膏   B. 淡竹叶   C. 栀子
D. 夏枯草   E. 决明子
4. 淡竹叶具有的功效是:
5. 决明子具有的功效是:
A. 清肝明目   B. 润肠通便
C. 两者均是   D. 两者均非

6. 决明子的主治证是:
A. 目赤肿痛　　B. 瘰疬瘿瘤　　C. 热淋涩痛
D. 肝火头痛　　E. 肠燥便秘

第五组　鸭跖草,青葙子,密蒙花

口诀

清热泻火青花鸭,鸭跖解毒利水佳,
明目退翳青葙密,肝虚目暗视物花。

中药	鸭跖草	青葙子	密蒙花
性味	甘、淡,寒。归肺、胃、小肠经	苦,微寒。归肝经	甘,微寒。归肝经
功效	清热泻火,解毒,利水消肿	清肝泻火,明目退翳	清热泻火,养肝明目,退翳
应用	1. 热病烦渴,风热感冒 2. 咽喉肿痛,痈肿疔毒 3. 水肿尿少,热淋涩痛	1. 肝热目赤,目生翳膜,视物昏花 2. 肝火眩晕	1. 目赤肿痛,羞明多泪,目生翳膜 2. 肝虚目暗,视物昏花
用法用量	煎服,15~30g。外用适量	煎服,9~15g	煎服,3~9g
使用注意	脾胃虚弱者用量宜少	本品有扩散瞳孔作用,青光眼患者禁用	

【强化记忆】

1. 青葙子具有的功效是:
A. 清肝泻火,明目退翳
B. 清热燥湿,泻火解毒

C. 止血,安胎

D. 泻火解毒,除骨蒸

2. 具有清热泻火,养肝明目,退翳功效的药物是:

A. 菊花　　　　　B. 密蒙花　　　　C. 银花

D. 冬花　　　　　E. 木棉花

(二)清热燥湿药

第一组　黄芩,黄连,黄柏

口诀

清热燥湿芩连柏,柏蒸连毒芩安胎。

中药	黄芩	黄连	黄柏
性味	苦,寒。归肺、胆、脾、大肠、小肠经	苦,寒。归心、脾、胃、肝、胆、大肠经	苦,寒。归肾、膀胱经
功效	清热燥湿,泻火解毒,止血,安胎	清热燥湿,泻火解毒	清热燥湿,泻火解毒,除骨蒸
应用	1. 湿温暑湿、胸闷呕恶,湿热痞满、泻痢、黄疸 2. 肺热咳嗽,高热烦渴 3. 痈肿疮毒 4. 血热出血 5. 胎热胎动不安	1. 湿热痞满,呕吐,泻痢 2. 高热神昏,心火亢盛,心烦不寐,心悸不宁 3. 血热吐衄 4. 胃热呕吐吞酸、消渴,胃火牙痛 5. 痈肿疔疮,目赤肿痛,口舌生疮 6. 湿疹湿疮,耳道流脓	1. 湿热泻痢,黄疸尿赤,带下阴痒,热淋涩痛,脚气痿躄 2. 骨蒸劳热,盗汗,遗精 3. 疮疡肿毒,湿疹湿疮

续表

用法用量	煎服,3~10g。清热泻火,解毒宜生用,安胎多炒用,清上焦热酒炙用,止血宜炒炭用。传统又将黄芩分为枯芩与子芩,枯芩(片芩)为生长年久的宿根,中空而枯,体轻主浮,善清上焦肺火,主治肺热咳嗽痰黄;子芩(条芩)为生长年少的子根,体实而坚,质重主降,善清大肠之火、泻下焦湿热,主治湿热泻痢、黄疸尿赤	煎服,2~5g。外用适量。黄连生用功能清热燥湿,泻火解毒;酒黄连善清上焦火热,多用于目赤肿痛、口舌生疮;姜黄连善清胃和胃止呕,多用治寒热互结,湿热中阻,痞满呕吐;萸黄连功善舒肝和胃止呕,多用治肝胃不和之呕吐吞酸	煎服,3~12g。外用适量。清热燥湿、泻火解毒宜生用,滋阴降火宜盐炙用,止血多炒炭用
使用注意	本品苦寒伤胃,脾胃虚寒者不宜使用	本品大苦大寒,过量久服易伤脾胃,脾胃虚寒者忌用。苦燥易伤阴津,阴虚津伤者慎用	本品苦寒伤胃,脾胃虚寒者忌用

【强化记忆】

1. 黄芩具有的功效是:
A. 消肿排脓　　　B. 泻火除蒸　　　C. 清肺祛痰
D. 清肝明目　　　E. 清热燥湿

2. 既能泻火解毒,又能清热安胎的药物是:
A. 紫苏　　　　　B. 栀子　　　　　C. 黄芩
D. 黄柏　　　　　E. 菊花

3. 善去脾胃大肠湿热,为治湿热泻痢要药的是:
A. 黄芩　　　　　B. 葛根　　　　　C. 黄柏
D. 苦参　　　　　E. 黄连

4. 功能泻火解毒,善治疔疮的药物是:
A. 菊花　　　　　B. 黄连　　　　　C. 天花粉
D. 栀子　　　　　E. 夏枯草

5. 黄芩的主治证是:
6. 黄连的主治证是:
A. 湿热痞满、呕吐
B. 肺热咳嗽
C. 两者均是
D. 两者均非

7. 下列药物具有清热燥湿、泻火解毒功效的是:
A. 苦参　　　　　B. 黄连　　　　　C. 知母
D. 黄芩　　　　　E. 黄柏

8. 黄芩的主治证是:
A. 痈肿疮毒　　　B. 血热吐衄　　　C. 肺热咳嗽
D. 胎动不安　　　E. 湿温证

第二组　龙胆,苦参,白鲜皮

口诀

苦参鲜皮龙胆草,清热燥湿解毒好,
龙胆泻肝皮祛风,苦参利尿虫痒跑。

中药	龙胆	苦参	白鲜皮
性味	苦,寒。归肝、胆经	苦,寒。归心、肝、胃、大肠、膀胱经	苦,寒。归脾、胃、膀胱经
功效	清热燥湿,泻肝胆火	清热燥湿,杀虫止痒,利尿	清热燥湿,祛风解毒

续表

应用	1. 湿热黄疸,阴肿阴痒,带下,湿疹瘙痒 2. 肝火头痛,目赤肿痛,耳鸣耳聋,胁痛口苦,强中,惊风抽搐	1. 湿热泻痢,便血,黄疸,赤白带下,阴肿阴痒 2. 湿疹湿疮,皮肤瘙痒,疥癣麻风,滴虫性阴道炎 3. 湿热淋痛,尿闭不通	1. 湿热疮毒,黄水淋漓,湿疹,风疹,疥癣疮癞 2. 湿热黄疸尿赤,风湿热痹
用法用量	煎服,3~6g	煎服,4.5~9g。外用适量,煎汤洗患处	煎服,5~10g。外用适量,煎汤洗或研粉敷
使用注意	脾胃虚寒者忌用,阴虚津伤者慎用	脾胃虚寒及阴虚津伤者忌用或慎用。不宜与藜芦同用	脾胃虚寒者慎用

【强化记忆】

1. 龙胆的归经是:

A. 肺、肝 　　　B. 脾、胆 　　　C. 肝、肾

D. 肝、胆 　　　E. 肺、脾

2. 既治湿热泻痢,又治湿热小便不利的药物是:

A. 栀子 　　　B. 淡竹叶 　　　C. 苦参

D. 芦根 　　　E. 葛根

3. 黄芩具有的功效是:

4. 龙胆具有的功效是:

A. 杀虫止痒 　　　B. 泻肝胆火

C. 生津止渴 　　　D. 泻火除蒸

E. 泻火解毒

5. 黄连主治的病证是:

6. 苦参主治的病证是:

A. 疥癣 B. 骨蒸劳热 C. 痈肿疔疮
D. 肺热咳嗽 E. 风湿热痹
7. 龙胆的主治证是:
A. 湿热黄疸 B. 湿热带下 C. 湿热泻痢
D. 惊风抽搐 E. 肝火头痛

第三组 秦皮,椿皮

口诀

清热燥湿秦椿皮,收涩止带与泻痢。

中药	秦皮	椿皮
性味	苦、涩,寒。归肝、胆、大肠经	味苦、涩,性寒。归大肠、肝、胃经
功效	清热燥湿,收涩止痢,止带,明目	清热燥湿,收涩止带,止泻,止血
应用	1. 湿热泻痢,赤白带下 2. 肝热目赤肿痛,目生翳膜	1. 赤白带下,便血,崩漏 2. 湿热泻痢,久泻久痢 3. 便血,崩漏
用法用量	煎服,6~12g。外用适量,煎洗患处	水煎服,6~9g
使用注意	脾胃虚寒者忌用	

【强化记忆】
1. 秦皮主治的病证是:
A. 便秘 B. 风寒感冒
C. 丹毒 D. 湿热泻痢
2. 椿皮的功效是:
A. 消肿散结 B. 润肠通便
C. 清热燥湿 D. 疏风散热

(三) 清热解毒药

第一组　金银花，连翘

> **口诀**
>
> 清热解毒银花翘，疏散风热咽痛疗。

中药	金银花	连翘
性味	甘，寒。归肺、心、胃经	苦，微寒。归肺、心、小肠经
功效	清热解毒，疏散风热	清热解毒，消肿散结，疏散风热
应用	1. 痈肿疔疮，喉痹，丹毒 2. 风热感冒，温病发热 3. 热毒血痢	1. 痈疽，瘰疬，乳痈，丹毒 2. 风热感冒，温病初起，热入营血、高热烦渴、神昏发斑 3. 热淋涩痛
用法用量	煎服，6~15g。疏散风热、清泄里热以生品为佳；炒炭宜用于热毒血痢；露剂多用于暑热烦渴	煎服，6~15g。青翘清热解毒之力较强；老翘长于透热达表，疏散风热，连翘心长于清心泻火，常用治邪入心包之高热烦躁、神昏谵语等症
使用注意	脾胃虚寒及气虚疮疡脓清者忌用	脾胃虚寒及气虚脓清者不宜用

【强化记忆】

1. 既能清热解毒，又具凉血、止痢之效的药物是：
A. 大青叶　　　　B. 连翘　　　　C. 板蓝根
D. 青黛　　　　　E. 金银花
2. 既能清热解毒，又能疏散风热的药物是：
A. 连翘　　　　　B. 薄荷　　　　C. 紫花地丁

D. 蒲公英　　　　　E. 半边莲
3. 前人称为"疮家圣药"的药物是:
A. 板蓝根　　　　B. 大血藤　　　　C. 白头翁
D. 连翘　　　　　E. 大青叶
4. 金银花的功效是:
5. 连翘的功效是:
A. 疏散风热　　　B. 清热解毒
C. 两者均是　　　D. 两者均非
6. 金银花随配伍的不同,可分别用于:
A. 疮痈肿痛　　　B. 风热表证　　　C. 温病初起
D. 热入营血　　　E. 热毒血痢

第二组　穿心莲,板蓝根

口诀

蓝根心莲解热毒,凉血消肿咽痛无。

中药	穿心莲	板蓝根
性味	苦,寒。归心、肺、大肠、膀胱经	苦,寒。归心、胃经
功效	清热解毒,凉血,消肿,燥湿	清热解毒,凉血,利咽
应用	1. 风热感冒,温病初起 2. 咽喉肿痛,口舌生疮 3. 顿咳劳嗽,肺痈吐脓 4. 痈肿疮疡,蛇虫咬伤 5. 湿热泻痢,热淋涩痛,湿疹瘙痒	1. 温疫时毒,发热咽痛 2. 温毒发斑,痄腮,烂喉丹痧,大头瘟疫,丹毒,痈肿
用法用量	煎服,6~9g。因其味甚苦,入煎剂易致恶心呕吐,故多作丸、片剂服用。外用适量	煎服,9~15g
使用注意	不宜多服久服;脾胃虚寒者不宜用	体虚而无实火热毒者忌服,脾胃虚寒者慎用

【强化记忆】

1. 板蓝根可用于治疗:
A. 外感发热　　B. 温毒发斑　　C. 咽喉肿痛
D. 痄腮　　　　E. 丹毒

2. 穿心莲的功效是:
A. 清热解毒,敛疮
B. 清热凉血,祛瘀止痛
C. 清热解毒,明目
D. 清热凉血,养阴生津
E. 清热解毒,燥湿

第三组 大青叶,青黛

口诀

叶黛凉血清热毒,青黛泻火定惊良。

中药	大青叶	青黛
性味	苦、寒。归心、胃经	咸,寒。归肝经
功效	清热解毒,凉血消斑	清热解毒,凉血消斑,泻火定惊
应用	1. 温病高热,神昏,发斑发疹 2. 痄腮,喉痹,口疮,丹毒,痈肿	1. 温毒发斑,血热吐衄 2. 喉痹口疮,痄腮,火毒疮疡 3. 肝火犯肺,咳嗽胸痛,痰中带血 4. 小儿惊痫
用法用量	煎服,9~15g。外用适量	1~3g,宜入丸散用。外用适量
使用注意	脾胃虚寒者忌用	胃寒者慎用

【强化记忆】

1. 大青叶的功效是:
A. 清热解毒,凉血止痢

B. 清热解毒,凉血消斑
C. 清热解毒,凉血散肿
D. 清热解毒,燥湿止带
E. 清热解毒,利水消肿

2. 大青叶、板蓝根、青黛的共同功效是:
A. 清热解毒,燥湿
B. 清热解毒,利湿
C. 清热解毒,凉血
D. 清热解毒,活血止痛
E. 清热解毒,利水消肿

3. 青黛入汤剂时应:
A. 先煎　　　　　B. 另煎　　　　　C. 后下
D. 作散剂冲服　　E. 包煎

第四组　白花蛇舌草,蒲公英

口诀

舌草英清热淋清,消肿散结蒲公英。

中药	白花蛇舌草	蒲公英
性味	微苦、甘,寒。归胃、大肠、小肠经	苦、甘,寒。归肝、胃经
功效	清热解毒,利湿通淋	清热解毒,消肿散结,利湿通淋
应用	1. 痈肿疮毒,咽喉肿痛,毒蛇咬伤 2. 热淋涩痛	1. 痈肿疔疮,乳痈,肺痈,肠痈,瘰疬 2. 湿热黄疸,热淋涩痛
用法用量	煎服,15~60g。外用适量	煎服,10~15g。外用鲜品适量,捣敷;或煎汤熏洗患处
使用注意	阴疽及脾胃虚寒者忌用	用量过大可致缓泻

【强化记忆】

1. 善于治疗乳痈的药物是:
A. 金银花　　　　　B. 连翘　　　　　　C. 紫花地丁
D. 鱼腥草　　　　　E. 蒲公英

2. 白花蛇舌草的功效是:
A. 清热解毒、燥湿止痢　　　B. 清热解毒、活血止痛
C. 清热解毒、凉血消痈　　　D. 清热解毒、凉血止血
E. 清热解毒、利湿通淋

3. 蒲公英可用于治疗:
A. 乳痈　　　　　　B. 疔毒　　　　　　C. 肺痈
D. 湿热黄疸　　　　E. 热淋

第五组　重楼,拳参,贯众

口诀

清热解毒重拳众,重楼定惊消肿痛,
拳参息风又止血,贯众止血也杀虫。

中药	重楼	拳参	贯众
性味	苦,微寒;有小毒。归肝经	苦、涩,微寒。归肺、肝、大肠经	苦,微寒;有小毒。归肝、胃经
功效	清热解毒,消肿止痛,凉肝定惊	清热解毒,消肿,息风定惊,止血	清热解毒,驱虫,止血
应用	1. 疔疮痈肿,咽喉肿痛,蛇虫咬伤 2. 跌仆伤痛 3. 惊风抽搐	1. 痈肿瘰疬,蛇虫咬伤,口舌生疮 2. 热病神昏,惊痫抽搐 3. 赤痢热泻 4. 血热出血,痔疮出血 5. 肺热咳嗽	1. 时疫感冒,风热头痛,温毒发斑 2. 痄腮,疮疡肿毒 3. 虫积腹痛 4. 崩漏下血

续表

用法用量	煎服,3~9g。外用适量,研末调敷	煎服,5~10g。外用适量	煎服,5~10g。清热解毒、驱虫宜生用;止血宜炒炭用。外用适量
使用注意	体虚、无实火热毒者、孕妇及患阴证疮疡者均不宜服用	无实火热毒者不宜用	本品有小毒,用量不宜过大。服用本品时忌油腻。脾胃虚寒者及孕妇慎用

【强化记忆】

1. 贯众生品多用于:
2. 贯众炒炭宜用于:
A. 清热解毒　　　B. 止血
C. 两者均是　　　D. 两者均非
3. 大青叶、板蓝根、青黛共同具有的作用:
4. 重楼、拳参共同具有的作用:
A. 清热解毒、凉血
B. 清热解毒、利咽
C. 清热解毒、息风止痉
D. 清热解毒、止痢
E. 清热解毒、明目
5. 善治肝热生风,惊风抽搐的药物是:
A. 贯众　　　B. 夏枯草　　　C. 防风
D. 大血藤　　　E. 重楼

第六组　漏芦,土茯苓

口诀

漏芦经乳热毒清,消痈散结舒脉筋,
通利关节消痈肿,解毒除湿土茯苓。

中药	漏芦	土茯苓
性味	苦,寒。归胃经	甘、淡,平。归肝、胃经
功效	清热解毒,消痈散结,通经下乳,舒筋通脉	解毒,除湿,通利关节
应用	1. 乳痈肿痛,痈疽发背,瘰疬疮毒 2. 乳汁不通 3. 湿痹拘挛	1. 梅毒及汞中毒所致的肢体拘挛、筋骨疼痛 2. 湿热淋浊,带下,疥癣,湿疹瘙痒 3. 痈肿,瘰疬
用法用量	煎服,5~9g。外用,研末调敷,或煎水洗	煎服,15~60g。外用适量
使用注意	孕妇慎用	肝肾阴虚者慎服。服药时忌饮茶

【强化记忆】

1. 具有解毒、除湿、利关节之功,善治梅毒或因梅毒服汞剂而致肢体拘挛的药物是:

A. 鱼腥草　　　B. 土茯苓　　　C. 败酱草
D. 蒲公英　　　E. 垂盆草

2. 土茯苓的功效包括:

A. 活血祛瘀　　B. 解毒　　　　C. 除湿
D. 通利关节　　E. 行气

第七组　鱼腥草,败酱草

口诀

辛寒鱼腥败酱草,清热解毒消痈好,
鱼腥利尿与通淋,败酱祛瘀止痛保。

中药	鱼腥草	败酱草
性味	辛,微寒。归肺经	辛、苦,微寒。归胃、大肠、肝经

续表

功效	清热解毒,消痈排脓,利尿通淋	清热解毒,消痈排脓,祛瘀止痛
应用	1. 肺痈吐脓,痰热喘咳 2. 疮痈肿毒 3. 热淋,热痢	1. 肠痈肺痈,痈肿疮毒 2. 产后瘀阻腹痛
用法用量	煎服,15~25g,不宜久煎;鲜品用量加倍,水煎或捣汁服。外用适量,捣敷或煎汤熏洗患处	煎服,6~15g。外用适量
使用注意	虚寒证及阴性疮疡忌服	脾胃虚弱,食少泄泻者不宜服用

【强化记忆】

1. 可用于热淋涩痛的药是:
   A. 蒲公英　　　B. 连翘　　　　C. 穿心莲
   D. 板蓝根　　　E. 鱼腥草
2. 鱼腥草尤善治:
3. 蒲公英尤善治:
   A. 肺痈　　　　B. 肠痈　　　　C. 乳痈
   D. 丹毒　　　　E. 疔疮
4. 治疗肠痈,当首选的药组是:
   A. 金银花、连翘　　B. 鱼腥草、金荞麦
   C. 蒲公英、漏芦　　D. 紫花地丁、野菊花
   E. 败酱草、大血藤
5. 功能清热解毒、排脓,善治肺痈、肺热咳嗽的药物是:
   A. 红藤　　　　B. 白头翁　　　C. 鱼腥草
   D. 蒲公英　　　E. 射干

第八组　金荞麦,大血藤

口诀

荞麦血藤清热毒,藤风痛麦脓瘀除。

中药	金荞麦	大血藤
性味	微辛、涩,凉。归肺经	苦,平。归大肠、肝经
功效	清热解毒,排脓祛瘀	清热解毒,活血,祛风止痛
应用	1. 肺痈吐脓,肺热喘咳 2. 瘰疬疮疖,乳蛾肿痛	1. 肠痈腹痛,热毒疮疡 2. 血滞经闭痛经,跌仆肿痛 3. 风湿痹痛
用法用量	煎服,15~45g,用水或黄酒隔水密闭炖服	煎服,9~15g。外用适量
使用注意		孕妇慎用

【强化记忆】
1. 治疗肠痈腹痛,常选用:
2. 治疗咽喉肿痛,常选用:
A. 大血藤 B. 败酱草
C. 两者均是 D. 两者均非

第九组 射干,山豆根,青果

口诀

射豆果清解利咽,射痰豆肿果生津。

中药	射干	山豆根	青果
性味	苦,寒。归肺经	苦,寒;有毒。归肺、胃经	甘、酸,平。归肺、胃经
功效	清热解毒,消痰,利咽	清热解毒,消肿利咽	清热解毒,利咽,生津
应用	1. 热毒痰火郁结,咽喉肿痛 2. 痰涎壅盛,咳嗽气喘	1. 火毒蕴结,乳蛾喉痹,咽喉肿痛 2. 齿龈肿痛,口舌生疮	1. 咽喉肿痛,咳嗽痰稠,烦热口渴 2. 鱼蟹中毒

续表

用法用量	煎服,3~10g	煎服,3~6g。外用适量	煎服,5~10g
使用注意	本品苦寒,脾虚便溏者不宜使用。孕妇慎用	本品苦寒有毒,过量服用易引起呕吐、腹泻、胸闷、心悸等副作用,故用量不宜过大,脾胃虚寒者慎用	

【强化记忆】

1. 既可用治咽喉肿痛,又能用于痰盛咳喘的药物是:
A. 山豆根　　　　B. 射干　　　　C. 马勃
D. 薄荷　　　　　E. 蝉蜕

2. 山豆根的功效是:
A. 清热解毒,利咽　　　　B. 清热解毒,利关节
C. 清热解毒,利湿　　　　D. 清热解毒,利水
E. 清热解毒,利尿

第十组　马勃,木蝴蝶

口诀

马勃蝴蝶清肺咽,蝴疏肝胃马血清。

中药	马勃	木蝴蝶
性味	辛,平。归肺经	苦、甘,凉。归肺、肝、胃经
功效	清肺,解毒利咽,止血	清肺利咽,疏肝和胃
应用	1. 风热郁肺,咽痛音哑,咳嗽 2. 衄血,创伤出血	1. 肺热咳嗽,喉痹音哑 2. 肝胃气痛

续表

用法用量	煎服,2~6g。外用适量,敷患处	煎服,1~3g
使用注意	风寒袭肺之咳嗽、失音者不宜使用	

【强化记忆】

1. 马勃的功效是:
A. 清肺 B. 补虚
C. 润肠通便 D. 止血
2. 木蝴蝶可用于:
A. 肺热咳嗽 B. 便血
C. 风寒咳嗽 D. 腹泻

第十一组 白头翁,鸦胆子

口诀

白头鸦胆清毒痢,鸦胆截疟白凉血。

中药	白头翁	鸦胆子
性味	苦,寒。归胃、大肠经	苦,寒;有小毒。归大肠、肝经
功效	清热解毒,凉血止痢	清热解毒,止痢,截疟;外用腐蚀赘疣
应用	1. 热毒血痢 2. 阴痒带下	1. 热毒血痢,冷积久痢 2. 疟疾 3. 赘疣鸡眼
用法用量	煎服,9~15g	内服,0.5~2g,用龙眼肉包裹或装入胶囊吞服,亦可压去油制成丸剂、片剂服,不宜入煎剂。外用适量

续表

使用注意	虚寒泻痢者忌服	本品对胃肠道及肝肾均有损害,内服需严格控制剂量,不宜多用久服。外用注意用胶布保护好周围正常皮肤,以防止对正常皮肤的刺激。孕妇及小儿慎用。胃肠出血及肝肾病患者不宜使用

【强化记忆】

1. 治疗热毒血痢,当首选的药物是:
A. 苦参　　　　B. 葛根　　　　C. 白头翁
D. 穿心莲　　　E. 黄柏

2. 白头翁的归经是:
A. 脾胃　　　　B. 小肠、胃　　C. 大肠、肺
D. 小肠、脾　　E. 胃、大肠

3. 白头翁和鸦胆子的共同功效除了清热解毒,还有:
A. 凉血　　　　B. 止痢　　　　C. 截疟
D. 止痒　　　　E. 祛湿

第十二组　马齿苋,地锦草

口诀

清热解毒凉止血,马齿苋与地锦也,
地锦兼利湿退黄,马齿止痢治诸血。

中药	马齿苋	地锦草
性味	酸,寒。归肝、大肠经	辛,平。归肝、大肠经
功效	清热解毒,凉血止血,止痢	清热解毒,凉血止血,利湿退黄
应用	1. 热毒血痢 2. 痈肿疔疮,丹毒,蛇虫咬伤,湿疹 3. 便血,痔血,崩漏下血	1. 热泻热痢 2. 血热出血 3. 湿热黄疸 4. 疮疖痈肿,蛇虫咬伤

续表

用法用量	煎服,9~15g。外用适量,捣敷患处	煎服,9~20g;鲜品30~60g。外用适量
使用注意	脾胃虚寒,肠滑作泄者忌服	

【强化记忆】

1. 马齿苋,地锦草的共同归经是:
A. 肝、大肠　　　B. 肺、肝
C. 肝、小肠　　　D. 肺、小肠

2. 马齿苋有,但是地锦草没有的功效是:
A. 清热解毒　　　B. 凉血止血
C. 止痢　　　　　D. 利湿退黄

第十三组　山慈菇,半边莲

口诀

半边慈菇清热毒,半边尿肿慈痰结。

中药	山慈菇	半边莲
性味	甘、微辛,凉。归肝、脾经	辛,平。归心、小肠、肺经
功效	清热解毒,化痰散结	清热解毒,利尿消肿
应用	1. 痈肿疔毒,瘰疬痰核,蛇虫咬伤 2. 癥瘕痞块	1. 痈肿疔疮,蛇虫咬伤 2. 臌胀水肿,湿热黄疸 3. 湿疹湿疮
用法用量	煎服,3~9g。外用适量	煎服,9~15g;鲜品30~60g。外用适量
使用注意	体虚者慎用	水肿属阴水者忌用

【强化记忆】

1. 山慈菇,半边莲共同的功效是:
A. 清热解毒   B. 滋阴润燥   C. 敛疮生肌
D. 清热利尿   E. 消肿排脓

2. 可用于治疗痈肿疔疮,蛇虫咬伤,臌胀水肿,湿热黄疸,湿疹湿疮的药物是:
A. 银花   B. 菊花   C. 半边莲
D. 柴胡   E. 木棉花

第十四组 熊胆粉,千里光

口诀

千里熊胆解肝明,熊胆息风千利湿。

中药	熊胆粉	千里光
性味	苦,寒。归肝、胆、心经	苦,寒。归肺、肝经
功效	清热解毒,息风止痉,清肝明目	清热解毒,清肝明目,利湿
应用	1. 热毒疮痈,痔疮,咽喉肿痛 2. 热极生风,惊痫抽搐 3. 肝热目赤,目生翳膜	1. 痈肿疮毒 2. 感冒发热 3. 目赤肿痛 4. 湿热泻痢 5. 皮肤湿疹
用法用量	内服,0.25~0.5g,入丸、散剂。外用适量,研末或水调涂敷患处	煎服,15~30g。外用适量,煎水熏洗
使用注意	脾胃虚寒者忌用	脾胃虚寒者慎服

【强化记忆】

1. 熊胆入丸散剂的用量是:
A. 5~10g   B. 0.5~1g   C. 1~2g
D. 0.25~0.5g   E. 0.01~0.02g

2. 熊胆长于治疗：
3. 白花蛇舌草长于治疗：
A. 目赤翳障　　B. 血热吐衄　　C. 跌打损伤
D. 热淋涩痛　　E. 杨梅疮毒

第十五组　白蔹，绿豆

口诀

白蔹绿豆热毒解，绿豆利水去暑热，
白蔹消痈又散结，敛疮生肌治手裂。

中药	白蔹	绿豆
性味	苦,微寒。归心、胃经	甘,寒。归心、胃经
功效	清热解毒,消痈散结,敛疮生肌	清热解毒,消暑,利水
应用	1. 痈疽发背,疔疮,瘰疬 2. 烧烫伤,手足皲裂	1. 痈肿疮毒 2. 药食中毒 3. 暑热烦渴 4. 水肿,小便不利
用法用量	煎服,5~10g。外用适量,煎汤洗或研成极细粉敷患处	煎服,15~30g。外用适量
使用注意	不宜与川乌、制川乌、草乌、制草乌、附子同用	脾胃虚寒,肠滑泄泻者不宜使用

【强化记忆】
1. 具有清热解毒,消痈散结,敛疮生肌功效的药物是：
A. 土茯苓　　B. 白鲜皮　　C. 地肤子
D. 苦参　　　E. 白蔹
2. 绿豆的作用是：
A. 消食　　　B. 清热解毒　　C. 消暑
D. 利水　　　E. 发汗

(四)清热凉血药

第一组　生地黄,玄参

口诀

生地玄参清热血,生地养阴又生津,
玄参滋阴降虚火,软坚解毒也散结。

中药	生地黄	玄参
性味	甘,寒。归心、肝、肾经	甘、苦、咸,微寒。归肺、胃、肾经
功效	清热凉血,养阴生津	清热凉血,滋阴降火,解毒散结
应用	1. 热入营血,温毒发斑 2. 血热出血 3. 热病伤阴,舌绛烦渴,内热消渴 4. 阴虚发热,骨蒸劳热 5. 津伤便秘	1. 热入营血,温毒发斑 2. 热病伤阴,舌绛烦渴,津伤便秘,骨蒸劳嗽 3. 目赤肿痛,咽喉肿痛,白喉,瘰疬,痈肿疮毒
用法用量	煎服,10~15g	煎服,9~15g
使用注意	脾虚湿滞,腹满便溏者不宜使用	脾胃虚寒,食少便溏者不宜服用。不宜与藜芦同用

【强化记忆】

1. 既能清热凉血,又能养阴生津的药物是:

A. 知母　　　　B. 天花粉　　　　C. 生地黄

D. 芦根　　　　E. 牡丹皮

2. 常用治阴虚内热、骨蒸劳热,以及肠燥便秘的药物是:

A. 生地黄　　　B. 黄柏　　　　C. 牡丹皮

D. 紫草　　　　E. 地骨皮

3. 生地黄的主治证是:
4. 玄参的主治证是:
A. 血瘀痛经　　　B. 湿疹湿疮　　　C. 湿热痞满
D. 湿热脚气　　　E. 津伤便秘
5. 生地黄的主治证是:
A. 热入营血身热神昏
B. 血热吐衄便血
C. 阴虚内热骨蒸
D. 内热消渴
E. 肠燥便秘
6. 既治温毒发斑,又治津伤便秘的药物是:
A. 石膏　　　　　B. 玄参　　　　　C. 紫草
D. 大青叶　　　　E. 牡丹皮
7. 玄参具有的功效是:
A. 清热凉血、祛瘀
B. 泻火解毒、透疹
C. 清热凉血、止呕
D. 泻火解毒、滋阴
E. 清热解毒、利尿

第二组 牡丹皮,赤芍,紫草

口诀

丹芍清热又凉血,活血化瘀止痛也,
紫草清凉解血毒,透疹消斑治疮疹。

中药	牡丹皮	赤芍	紫草
性味	苦、辛,微寒。归心、肝、肾经	苦、微寒。归肝经	甘、咸,寒。归心、肝经
功效	清热凉血,活血化瘀	清热凉血,散瘀止痛	清热凉血,活血解毒,透疹消斑

续表

应用	1. 热入营血,温毒发斑,血热吐衄 2. 温邪伤阴,阴虚发热,夜热早凉,无汗骨蒸 3. 血滞经闭痛经,跌仆伤痛 4. 痈肿疮毒	1. 热入营血,温毒发斑,血热吐衄 2. 目赤肿痛,痈肿疮疡 3. 肝郁胁痛,经闭痛经,癥瘕腹痛,跌仆损伤	1. 血热毒盛,斑疹紫黑,麻疹不透 2. 疮疡,湿疹,水火烫伤
用法用量	煎服,6~12g。清热凉血宜生用,活血化瘀宜酒炙用,止血宜炒炭用	煎服,6~12g	煎服,5~10g。外用适量,熬膏或用植物油浸泡涂擦
使用注意	血虚有寒、月经过多者不宜使用。孕妇慎用	血寒经闭者不宜使用。孕妇慎用。不宜与藜芦同用	本品性寒而滑利,有轻泻作用,故脾虚便溏者忌服

【强化记忆】

1. 既能清热凉血,又能活血祛瘀的药物是:
A. 牡丹皮　　　B. 地骨皮　　　C. 生地黄
D. 白薇　　　　E. 玄参

2. 既常用治血热吐衄,又可用治血滞经闭痛经的药物是:
A. 玄参　　　　B. 桑叶　　　　C. 栀子
D. 生地黄　　　E. 赤芍

3. 牡丹皮的主治证是:

4. 赤芍的主治证是:
A. 热病烦渴　　B. 无汗骨蒸　　C. 热淋涩痛
D. 目赤肿痛　　E. 惊风抽搐

5. 牡丹皮具有的功效是:

6. 赤芍具有的功效是:

A. 活血祛瘀 B. 清热凉血
C. 两者均是 D. 两者均非
7. 紫草具有的功效是:
A. 清热凉血、化湿
B. 活血祛瘀、燥湿
C. 清热解毒、利咽
D. 解毒透疹、活血
E. 清热燥湿、透疹

第三组 水牛角,白薇

口诀

清热凉血牛角薇,解毒定惊水牛咸,
白薇利尿通热淋,解毒疗疮作用挥。

中药	水牛角	白薇
性味	苦,寒。归心、肝经	苦、咸,寒。归胃、肝、肾经
功效	清热凉血,解毒,定惊	清热凉血,利尿通淋,解毒疗疮
应用	1. 温病高热,神昏谵语,惊风,癫狂 2. 血热毒盛,发斑发疹,吐血衄血 3. 痈肿疮疡,咽喉肿痛	1. 阴虚发热,骨蒸劳热,产后血虚发热,温邪伤营发热 2. 热淋,血淋 3. 痈疽肿毒,蛇虫咬伤,咽喉肿痛 4. 阴虚外感
用法用量	煎服,15~30g,宜先煎3小时以上。水牛角浓缩粉冲服,每次1.5~3g,每日2次	煎服,5~10g。外用适量
使用注意	脾胃虚寒者忌用	本品苦寒,脾胃虚寒、食少便溏者不宜服用

【强化记忆】

1. 既能清热凉血,又能定惊的药物是:
A. 栀子　　　　B. 水牛角　　　　C. 生地黄
D. 穿心莲　　　E. 龙胆

2. 既能退虚热,又可解毒疗疮的药物是:
A. 胡黄连　　　B. 地骨皮　　　　C. 白薇
D. 连翘　　　　E. 青蒿

3. 具有清热凉血,益阴除热之功,善治产后虚热和阴虚外感的药物是:
A. 银柴胡　　　B. 胡黄连　　　　C. 青蒿
D. 白薇　　　　E. 地骨皮

(五)清虚热药

第一组　青蒿,地骨皮

口诀

青蒿虚蒸暑截黄,骨皮凉蒸清肺火。

中药	青蒿	地骨皮
性味	苦、辛,寒。归肝、胆经	甘,寒。归肺、肝、肾经
功效	清虚热,除骨蒸,解暑热,截疟,退黄	凉血除蒸,清肺降火
应用	1. 温邪伤阴,夜热早凉 2. 阴虚发热,骨蒸劳热 3. 外感暑热,发热烦渴 4. 疟疾寒热 5. 湿热黄疸	1. 阴虚潮热,骨蒸盗汗 2. 肺热咳嗽 3. 血热咳血衄血 4. 内热消渴
用法用量	煎服,6~12g,后下。或鲜用绞汁	煎服,9~15g
使用注意	本品苦寒,脾胃虚弱、肠滑泄泻者忌用	本品性寒,外感风寒发热或脾虚便溏者不宜用

【强化记忆】

1. 既善清虚热,又可清泄肺热的药物是:
A. 黄芩　　　　B. 地骨皮　　　　C. 穿心莲
D. 石膏　　　　E. 鱼腥草

2. 青蒿具有的功效是:
A. 清虚热　　　B. 凉血除蒸　　　C. 通淋
D. 解暑　　　　E. 截疟

3. 青蒿和地骨皮的共同归经是:
A. 肺　　　　　B. 肾　　　　　　C. 胆
D. 肝　　　　　E. 脾

第二组 银柴胡,胡黄连

口诀

银胡除疳退虚热,胡黄连清热燥湿。

中药	银柴胡	胡黄连
性味	甘,微寒。归肝、胃经	苦,寒。归肝、胃、大肠经
功效	清虚热,除疳热	退虚热,除疳热,清湿热
应用	1. 阴虚发热,骨蒸劳热 2. 小儿疳积发热	1. 阴虚发热,骨蒸潮热 2. 小儿疳积发热 3. 湿热泻痢,黄疸尿赤,痔疮肿痛
用法用量	煎服,3~10g	煎服,3~10g
使用注意	外感风寒、血虚无热者不宜使用	本品苦寒,脾胃虚寒者慎用

【强化记忆】

1. 银柴胡和胡黄连的共同功效是:
A. 清热解毒　　　B. 清湿热
C. 祛湿　　　　　D. 除疳热

48

2. 具有退虚热,除疳热,清湿热功效的药物是:
A. 石膏　　　　　B. 生地
C. 银柴胡　　　　D. 胡黄连

第二章【强化记忆】参考答案

(一)清热泻火药
第一组:1. D 2. C 3. D
第二组:1. A 2. E 3. ABCDE
第三组:1. B 2. A
第四组:1. A 2. A 3. D 4. D 5. C 6. ADE
第五组:1. A 2. B

(二)清热燥湿药
第一组:1. E 2. C 3. E 4. B 5. C 6. A 7. BDE
8. ABCDE
第二组:1. D 2. C 3. E 4. B 5. C 6. A 7. ABDE
第三组:1. D 2. C

(三)清热解毒药
第一组:1. E 2. A 3. D 4. C 5. C 6. ABCDE
第二组:1. ABCDE 2. E
第三组:1. B 2. C 3. D
第四组:1. E 2. E 3. ABCDE
第五组:1. A 2. B 3. A 4. C 5. E
第六组:1. B 2. BCD
第七组:1. ABCE 2. A 3. C 4. E 5. C
第八组:1. C 2. D
第九组:1. B 2. A
第十组:1. AD 2. A
第十一组:1. C 2. E 3. B
第十二组:1. A 2. C
第十三组:1. A 2. C
第十四组:1. D 2. A 3. D

第十五组:1.E 2.BCD
(四) 清热凉血药
第一组:1.C 2.A 3.E 4.E 5.ABCDE 6.B 7.D
第二组:1.A 2.E 3.B 4.D 5.C 6.C 7.D
第三组:1.B 2.C 3.D
(五) 清虚热药
第一组:1.B 2.ABDE 3.D
第二组:1.D 2.D

第三章 泻下药

(一) 攻下药

第一组 大黄,芒硝

口诀

大黄泻火便黄攻,凉血解毒瘀经通,
芒硝下便软坚燥,咸寒清火消痈肿。

中药	大黄	芒硝
性味	苦,寒。归脾、胃、大肠、肝、心包经	咸、苦,寒。归胃、大肠经
功效	泻下攻积,清热泻火,凉血解毒,止血,逐瘀通经,利湿退黄	泻下通便,润燥软坚,清火消肿
应用	1. 实热积滞便秘 2. 血热吐衄,目赤咽肿,牙龈肿痛 3. 痈肿疔疮,肠痈腹痛 4. 瘀血经闭,产后瘀阻,跌打损伤 5. 湿热痢疾,黄疸尿赤,淋证,水肿 6. 烧烫伤	1. 实热积滞,腹满胀痛,大便燥结 2. 肠痈腹痛 3. 乳痈,痔疮肿痛,咽痛口疮,目赤肿痛
用法用量	煎服,3~15g。外用适量,研末敷于患处。生大黄下力较强,欲攻下者宜生用,入汤剂不宜久煎,或用开水泡服,久煎则泻下力	6~12g,一般不入煎剂,待汤剂煎好后,溶入汤液中服用。外用适量

续表

用法用量	减弱。酒大黄善清上焦血分热毒,用于目赤咽肿,齿龈肿痛;熟大黄泻下力缓,泻火解毒,用于火毒疮疡。大黄炭凉血化瘀止血,用于血热有瘀出血证	
使用注意	孕妇及月经期、哺乳期慎用。又本品苦寒,易伤胃气,脾胃虚弱者亦应慎用	孕妇、哺乳期慎用;不宜与硫黄、三棱同用

【强化记忆】

1. 下列除哪项外均为大黄的功效?
A. 泻下攻积　　　B. 清热泻火　　　C. 凉血解毒
D. 逐瘀通经　　　E. 利尿通淋

2. 具有泻下软坚、清热功效的药物是:
A. 大黄　　　　　B. 芦荟　　　　　C. 芒硝
D. 番泻叶　　　　E. 郁李仁

3. 下列除哪项外均为大黄的主治病证?
A. 积滞便秘　　　B. 湿热痢疾　　　C. 热毒疮疡
D. 痰饮喘咳　　　E. 血热吐衄

4. 大黄的功效是:
A. 泻下攻积　　　B. 清热泻火　　　C. 凉血解毒
D. 行气破滞　　　E. 逐瘀通经

5. 芒硝的功效是:
A. 泻下攻积　　　B. 泻下逐水　　　C. 润燥软坚
D. 润肺止咳　　　E. 清热消肿

第二组　番泻叶,芦荟

口诀

番泻泻热利水便,芦荟清下虫疳疗。

中药	番泻叶	芦荟
性味	甘、苦,寒。归大肠经	苦,寒。归肝、胃、大肠经
功效	泻热行滞,通便,利水	泻下通便,清肝泻火,杀虫疗疳
应用	1. 实热积滞,便秘腹痛 2. 水肿胀满	1. 热结便秘 2. 惊痫抽搐 3. 小儿疳积 4. 癣疮
用法用量	煎服,2~6g,后下,或开水泡服	2~5g,宜入丸散。外用适量,研末敷患处
使用注意	孕妇及哺乳期、月经期慎用。剂量过大,可致恶心、呕吐、腹痛等副作用	孕妇、哺乳期及脾胃虚弱、食少便溏者慎用

【强化记忆】
1. 番泻叶的功效是:
2. 芦荟的功效是:
A. 泻下通便　　B. 清肝杀虫
C. 两者均是　　D. 两者均非
3. 芦荟的主治病证是:
A. 热结便秘　　B. 水肿臌胀　　C. 烦躁惊痫
D. 小儿疳积　　E. 疮痈肿毒

(二) 润下药

第一组　火麻仁,郁李仁,松子仁

口诀

麻仁郁李松子仁,滋阴润肠能通便,
郁李兼利气利水,松子润肺跟止咳。

中药	火麻仁	郁李仁	松子仁
性味	甘,平。归脾、胃、大肠经	辛、苦、甘,平。归脾、大肠、小肠经	甘,温。归大肠、肺经
功效	润肠通便	润肠通便,下气利水	润肠通便,润肺止咳
应用	血虚津亏,肠燥便秘	1. 津枯肠燥,食积气滞,腹胀便秘 2. 水肿,脚气浮肿,小便不利	1. 肠燥便秘 2. 肺燥干咳
用法用量	煎服,10~15g	煎服,6~10g	煎服,5~10g
使用注意		孕妇慎用	脾虚便溏、痰湿壅盛者不宜使用

【强化记忆】

1. 既可润肠通便,又能利水消肿的药物是:
A. 决明子　　　B. 生地黄　　　C. 火麻仁
D. 郁李仁　　　E. 松子仁

2. 松子仁除润肠通便之外,还具有的功效是:
A. 利水消肿
B. 生津止渴
C. 润肺止咳
D. 养血安神
E. 益气健脾

3. 郁李仁具有的功效是:
4. 决明子具有的功效是:
A. 润肠通便　　　B. 利水消肿
C. 两者均是　　　D. 两者均非

5. 具有润肠通便作用的药物是:
A. 栀子　　　　B. 决明子　　　C. 火麻仁
D. 郁李仁　　　E. 松子仁

第二组 商陆，牵牛子

口诀

商陆逐水肿便通，牵牛水便痰饮虫。

中药	商陆	牵牛子
性味	苦，寒；有毒。归肺、脾、肾、大肠经	苦，寒；有毒。归肺、肾、大肠经
功效	逐水消肿，通利二便；外用解毒散结	泻水通便，消痰涤饮，杀虫攻积
应用	1. 水肿胀满，二便不利 2. 痈肿疮毒	1. 水肿胀满，二便不通 2. 痰饮积聚，气逆喘咳 3. 虫积腹痛
用法用量	煎服，3~9g。外用适量，煎汤熏洗	煎服，3~6g。入丸散服，每次1.5~3g。本品炒用药性减缓
使用注意	孕妇禁用	孕妇禁用。不宜与巴豆、巴豆霜同用

【强化记忆】

1. 牵牛子不宜与何药配伍：
A. 芒硝　　　　B. 五灵脂　　　C. 硫黄
D. 巴豆　　　　E. 郁金

2. 下列药物哪味药属于泻下药？
A. 青葙子　　　B. 牵牛子　　　C. 白芥子
D. 苍耳子　　　E. 栀子

3. 商陆的功效是：

4. 牵牛子的功效是：
A. 泻下逐水　　B. 去积杀虫
C. 两者均是　　D. 两者均非

(三) 峻下逐水药

第一组　甘遂,京大戟,芫花

口诀

甘遂大戟泻饮结,芫花痰咳虫疮疗。

中药	甘遂	京大戟	芫花
性味	苦,寒;有毒。归肺、肾、大肠经	苦,寒;有毒。归肺、脾、肾经	苦、辛,温;有毒。归肺、脾、肾经
功效	泻水逐饮,消肿散结	泻水逐饮,消肿散结	泻水逐饮,祛痰止咳;外用杀虫疗疮
应用	1. 水肿胀满,胸腹积水,痰饮积聚,气逆咳喘,二便不利 2. 风痰癫痫 3. 痈肿疮毒	1. 水肿胀满,胸腹积水,痰饮积聚,气逆咳喘,二便不利 2. 痈肿疮毒,瘰疬痰核	1. 水肿胀满,胸腹积水,痰饮积聚,气逆咳喘,二便不利 2. 疥癣秃疮,痈肿,冻疮
用法用量	0.5~1.5g。炮制(醋灸减低毒性)后多入丸散用。外用适量,生用	煎服,1.5~3g;入丸散服,每次1g;内服醋灸用,以减低毒性。外用适量,生用	煎服,1.5~3g;研末吞服,1次0.6~0.9g,1日1次;内服醋灸用,以减低毒性。外用适量,生用
使用注意	孕妇及虚弱者禁用。不宜与甘草同用	孕妇及虚弱者禁用。不宜与甘草同用	孕妇及虚弱者禁用。不宜与甘草同用

【强化记忆】

1. 甘遂内服时,宜:
A. 入汤剂　　　B. 入丸散　　　C. 先煎

D. 后下　　　　　　E. 另煎

2. 甘遂内服时用量宜:
A. 0.01~0.5g　　　B. 0.5~1g　　　　C. 0.5~3g
D. 1~3g　　　　　　E. 3~10g

3. 甘遂、京大戟、芫花均有毒,内服时宜:
A. 久煎　　　　　　B. 醋制　　　　　C. 酒制
D. 后下　　　　　　E. 姜汁制

4. 甘遂、京大戟、芫花配伍应用时,不宜与下列何药配伍:
A. 干姜　　　　　　B. 海藻　　　　　C. 人参
D. 甘草　　　　　　E. 藜芦

5. 除泻水逐饮外,又具祛痰止咳作用的药物是:
A. 甘遂　　　　　　B. 京大戟　　　　C. 芫花
D. 商陆　　　　　　E. 巴豆

6. 甘遂可用治:
7. 芫花可用治:
A. 水肿臌胀
B. 咳嗽痰喘
C. 两者均是
D. 两者均非

第二组　巴豆霜,千金子

口诀

巴豆霜峻下冷积,逐水肿痰咽疮蚀,
千金泻下与逐水,破血消癥癣疣蚀。

中药	巴豆霜	千金子
性味	辛,热;有大毒。归胃、大肠经	辛,温;有毒。归肝、肾、大肠经
功效	峻下冷积,逐水退肿,豁痰利咽;外用蚀疮	泻下逐水,破血消癥;外用疗癣蚀疣

续表

应用	1. 寒积便秘 2. 小儿乳食停积 3. 腹水臌胀,二便不通 4. 喉风,喉痹 5. 痈肿脓成未溃,疥癣恶疮,疣痣	1. 二便不通,水肿,痰饮,积滞胀满 2. 血瘀经闭,癥瘕 3. 顽癣,赘疣
用法用量	0.1~0.3g,多入丸散用 外用适量	生千金子,1~2g,去壳去油用,多入丸散服;外用适量,捣烂敷患处。千金子霜 0.5~1g,多入丸散服;外用适量
使用注意	孕妇及虚弱者禁用。不宜与牵牛子同用	孕妇及虚弱者禁用

【强化记忆】

1. 下列除哪项外,均为巴豆的功效?
A. 峻下冷积　　B. 逐水退肿　　C. 祛痰利咽
D. 破血消癥　　E. 外用蚀疮

2. 具有逐水消肿,破血消癥功效的药物是:
A. 商陆　　B. 牵牛子　　C. 千金子
D. 芫花　　E. 巴豆

3. 巴豆内服多入丸散,用量宜:
A. 0.1~0.3g　　B. 0.3~0.9g　　C. 1~3g
D. 3~10g　　E. 10~15g

4. 巴豆的功效是:
A. 峻下攻积　　B. 逐水退肿　　C. 清热解毒
D. 祛痰利咽　　E. 外用蚀疮

第三章【强化记忆】参考答案

(一) 攻下药

第一组:1. E　2. C　3. D　4. ABCE　5. ACE

第二组:1. A 2. C 3. ACD
(二)润下药
第一组:1. D 2. C 3. C 4. A 5. BCDE
第二组:1. D 2. B 3. A 4. C
(三)峻下逐水药
第一组:1. B 2. B 3. B 4. D 5. C 6. A 7. C
第二组:1. D 2. C 3. A 4. ABDE

第四章 祛风湿药

(一) 祛风寒湿药

第一组 独活,防己

口诀

独活风湿止痛表,防己风湿痛水了。

中药	独活	防己
性味	辛、苦,微温。归肾、膀胱经	苦,寒。归膀胱、肺经
功效	祛风除湿,通痹止痛,解表	祛风湿,止痛,利水消肿
应用	1. 风寒湿痹,腰膝疼痛 2. 风寒夹湿头痛 3. 少阴伏风头痛	1. 风湿痹痛 2. 水肿,脚气肿痛,小便不利 3. 湿疹疮毒
用法用量	煎服,3~10g。外用适量	煎服,5~10g
使用注意		本品苦寒易伤胃气,胃纳不佳及阴虚体弱者慎服

【强化记忆】

1. 尤善治风湿痹证属下部寒湿者的药物是:
   A. 威灵仙　　B. 乌梢蛇　　C. 伸筋草
   D. 海风藤　　E. 独活
2. 独活的功效是:
   A. 清湿热　　B. 祛风湿　　C. 活血

D. 解表　　　　　　　E. 止痛
3. 防己慎用的是:
A. 孕妇　　　　　B. 婴幼儿　　　　C. 阴虚
D. 气虚　　　　　E. 血虚
4. 既能祛风湿,又能利水而性寒的药物是:
A. 五加皮　　　　B. 秦艽　　　　　C. 防己
D. 豨莶草　　　　E. 雷公藤

第二组　威灵仙,徐长卿

口诀

灵仙长卿风湿疗,灵仙止痛骨鲠消,
长卿止痛又止痒,风湿风疹痛经摇。

中药	威灵仙	徐长卿
性味	辛、咸,温。归膀胱经	辛,温。归肝、胃经
功效	祛风湿,通经络,止痛,消骨鲠	祛风除湿,止痛,止痒
应用	1. 风湿痹痛 2. 骨鲠咽喉	1. 风湿痹痛 2. 胃痛胀满,牙痛,腰痛,跌仆伤痛,痛经 3. 风疹,湿疹
用法用量	煎服,6~10g。消骨鲠可用30~50g	煎服,3~12g,后下
使用注意	本品辛散走窜,气血虚弱者慎服	孕妇慎用

【强化记忆】
1. 既能祛风湿,又能消骨鲠的药物是:
A. 防己　　　　　B. 蚕沙　　　　　C. 威灵仙
D. 桑寄生　　　　E. 秦艽

2. 威灵仙的归经是:
A. 胃 B. 肝 C. 膀胱
D. 大肠 E. 小肠

第三组 川乌,草乌

口诀

川乌草乌功效同,祛风除湿止经痛。

中药	川乌	草乌
性味	辛、苦,热。归心、肝、肾、脾经。生川乌有大毒,制川乌有毒	辛、苦,热。归心、肝、肾、脾经
功效	祛风除湿,温经止痛	祛风除湿,温经止痛
应用	1. 风寒湿痹,关节疼痛 2. 心腹冷痛,寒疝作痛 3. 跌仆伤痛,麻醉止痛	1. 风寒湿痹,关节疼痛 2. 心腹冷痛,寒疝作痛 3. 跌仆伤痛,麻醉止痛
用法用量	制川乌煎服,1.5~3g,宜先煎、久煎。生品宜外用,适量	草乌煎服,1.5~3g,宜先煎、久煎。生品宜外用,适量
使用注意	生品内服宜慎,孕妇忌用。制川乌孕妇慎用。不宜与半夏、川贝母、浙贝母、平贝母、伊贝母、湖北贝母、瓜蒌、瓜蒌皮、瓜蒌子、天花粉、白及、白蔹同用	生品内服宜慎,孕妇忌用。草乌孕妇慎用。不宜与半夏、川贝母、浙贝母、平贝母、伊贝母、湖北贝母、瓜蒌、瓜蒌皮、瓜蒌子、天花粉、白及、白蔹同用

【强化记忆】

1. 功善祛风湿、温经止痛,尤以治风寒湿痹寒邪偏盛者为宜的药物是:
A. 狗脊 B. 豨莶草 C. 威灵仙
D. 川乌 E. 松节

2. 川乌的性味是:
A. 辛、苦,寒　　B. 辛、苦,平　　C. 辛、甘,热
D. 辛、咸,温　　E. 辛、苦,热
3. 川乌内服一般应:
A. 生用,先煎　　B. 生用,浸酒　　C. 炮制,久煎
D. 生用,研末　　E. 生用,熬膏
4. 川乌所治疗的病证有:
5. 独活所治疗的病证有:
A. 风寒湿痹,跌打损伤
B. 心腹冷痛,寒疝疼痛
C. 两者均是
D. 两者均非

第四组　蕲蛇,乌梢蛇

口诀

祛风通络蕲蛇乌梢,风湿痹痛痉风疗。

中药	蕲蛇	乌梢蛇
性味	甘、咸,温;有毒。归肝经	甘,平。归肝经
功效	祛风,通络,止痉	祛风,通络,止痉
应用	1. 风湿顽痹,麻木拘挛 2. 中风口眼㖞斜,半身不遂 3. 小儿惊风,破伤风,抽搐痉挛 4. 麻风,疥癣	1. 风湿顽痹,麻木拘挛 2. 中风口眼㖞斜,半身不遂 3. 小儿惊风,破伤风,痉挛抽搐 4. 麻风,疥癣
用法用量	煎服,3~9g;研末吞服,一次1~1.5g,一日2~3次,或酒浸、熬膏,或入丸、散剂	煎服,6~12g;研末,每次2~3g;或入丸剂、酒浸服。外用适量
使用注意	血虚生风者慎服	血虚生风者慎服

【强化记忆】

1. 下列药物尤善治风湿顽痹的药物是:
A. 独活 B. 乌梢蛇 C. 木瓜
D. 川乌 E. 威灵仙

2. 蕲蛇和乌梢蛇慎用的是:
A. 虚热 B. 气虚 C. 血虚
D. 阴虚 E. 阳虚

第五组 木瓜,伸筋草,蚕沙

口诀

舒筋活络木瓜伸,和胃化湿瓜蚕跟,
蚕沙祛风除湿邪,吐泻转筋风疹奔。

中药	木瓜	伸筋草	蚕沙
性味	酸,温。归肝、脾经	微苦、辛,温。归肝、脾、肾经	甘、辛,温。归肝、脾、胃经
功效	舒筋活络,和胃化湿	祛风除湿,舒筋活络	祛风除湿,和胃化湿
应用	1. 湿痹拘挛,腰膝关节酸重疼痛 2. 脚气浮肿 3. 暑湿吐泻,转筋挛痛	1. 风寒湿痹,关节酸痛,屈伸不利 2. 跌打损伤	1. 风湿痹证 2. 吐泻转筋 3. 风疹、湿疹瘙痒
用法用量	煎服,6~9g	煎服,3~12g。外用适量	煎服,5~15g;宜布包入煎。外用适量
使用注意	胃酸过多者不宜服用	孕妇慎用	

【强化记忆】

1. 治疗湿痹、筋脉拘挛、吐泻转筋病证,最宜选用的

药物是:

A. 木瓜　　　　　B. 防己　　　　　C. 豨莶草
D. 秦艽　　　　　E. 伸筋草

2. 伸筋草所治疗的病证有:
3. 木瓜所治疗的病证有:

A. 风寒湿痹,风寒表证
B. 风湿痹证,骨鲠咽喉
C. 风寒湿痹,关节酸痛
D. 风湿痹证,吐泻转筋
E. 风湿痹证,骨蒸潮热

第六组　海风藤,青风藤

口诀

祛风湿通络二风藤,通利小便青风能。

中药	海风藤	青风藤
性味	辛、苦,微温。归肝经	苦,辛,平。归肝、脾经
功效	祛风湿,通经络,止痹痛	祛风湿,通经络,利小便
应用	1. 风寒湿痹,肢节疼痛,筋脉拘挛,屈伸不利 2. 跌打损伤	1. 风湿痹痛,关节肿胀,麻木不仁,皮肤瘙痒 2. 水肿,脚气肿痛
用法用量	煎服,6~12g。外用适量	煎服,6~12g。外用适量

【强化记忆】

1. 海风藤和青风藤的共有功效是:
A. 止痹痛　　　　B. 通经络
C. 利小便　　　　D. 祛湿热

2. 具有祛风湿,通经络,利小便作用的药物是:
A. 独活　　　　　B. 海风藤
C. 青风藤　　　　D. 雷公藤

第七组　丁公藤,昆明山海棠

口诀

丁公海棠风湿痛,海棠活血筋骨通。

中药	丁公藤	昆明山海棠
性味	辛,温;有小毒。归肝、脾、胃经	苦、辛,微温;有大毒。归肝、脾、肾经
功效	祛风除湿,消肿止痛	祛风除湿,活血止痛,续筋接骨
应用	1. 风湿痹痛,半身不遂 2. 跌仆肿痛	1. 风湿痹证 2. 跌打损伤,骨折
用法用量	3~6g,用于配制酒剂,内服或外搽	煎服,6~15g,宜先煎或酒浸服。外用适量,研末敷,或煎水涂,或鲜品捣敷
使用注意	本品有强烈的发汗作用,虚弱者慎用。孕妇禁用	体弱者不宜使用。孕妇禁用。小儿及育龄期妇女慎服。不宜过量或久服

【强化记忆】
1. 丁公藤的功效是:
A. 祛风除湿,消肿止痛
B. 祛风活络,利水通经
C. 祛风除湿,活血止痛
D. 祛风除湿,和胃化湿
2. 有毒的祛风湿药有:

A. 雷公藤　　　　B. 蕲蛇　　　　　C. 川乌
D. 昆明山海棠　　E. 雪上一枝蒿

第八组　路路通,穿山龙

口诀

祛风活络路路通,利水通经历有功,
祛风舒筋穿山龙,活血止痛咳喘功。

中药	路路通	穿山龙
性味	苦,平。归肝、肾经	甘、苦,温。归肝、肾、肺经
功效	祛风活络,利水,通经	祛风除湿,舒筋通络,活血止痛,止咳平喘
应用	1. 风湿痹痛,麻木拘挛,中风半身不遂 2. 水肿胀满 3. 跌打损伤 4. 经行不畅,经闭 5. 乳少,乳汁不通	1. 风湿痹病,关节肿胀,疼痛麻木 2. 跌仆损伤,闪腰岔气 3. 咳嗽气喘
用法用量	煎服,5~10g。外用适量	煎服,9~15g;也可制成酒剂用
使用注意	月经过多者不宜;孕妇慎用	粉碎加工时,注意防护,以免发生过敏反应

【强化记忆】
1. 具有活血通络,清肺化痰功效的药物是:
A. 穿山龙　　　　B. 老鹳草　　　　C. 络石藤
D. 丝瓜络　　　　E. 路路通
2. 路路通不可以治疗:
A. 筋脉拘挛,骨节酸痛
B. 水肿胀满
C. 跌打损伤

D. 经行不畅,经闭
E. 乳少,乳汁不通

(二) 祛风湿热药

第一组 秦艽,桑枝,豨莶草

口诀

秦艽祛风清湿热,舒筋活络痹痛止,
桑枝祛风利关节,豨莶祛风毒解得。

中药	秦艽	桑枝	豨莶草
性味	辛、苦,平。归胃、肝、胆经	微苦,平。归肝经	辛、苦,寒。归肝、肾经
功效	祛风湿,清湿热,舒筋络,止痹痛,退虚热	祛风湿,利关节	祛风湿,利关节,解毒
应用	1. 风湿痹证,筋脉拘挛,骨节酸痛 2. 中风半身不遂 3. 湿热黄疸 4. 骨蒸潮热,小儿疳积发热	风湿痹证,肩臂、关节酸痛麻木	1. 风湿痹痛,筋骨无力,腰膝酸软,四肢麻木 2. 中风半身不遂 3. 风疹,湿疮,痈肿疮毒
用法用量	煎服,3~10g	煎服,9~15g。外用适量	煎服,9~12g。外用适量。治风湿痹痛、半身不遂宜制用,治风疹湿疮、痈肿疮毒宜生用

【强化记忆】
1. 既能祛风湿,又能退虚热的药物是:

A. 地骨皮 B. 青蒿 C. 胡黄连
D. 秦艽 E. 黄柏

2. 被称为"风药中之润剂"的药物是:
A. 威灵仙 B. 防己 C. 蕲蛇
D. 川乌 E. 秦艽

3. 既能祛风湿,又有解毒功效的药物是:
A. 桑枝 B. 豨莶草 C. 防己
D. 秦艽 E. 臭梧桐

4. 秦艽的功效是:
A. 清湿热 B. 通络止痛 C. 祛风湿
D. 退虚热 E. 解毒

5. 豨莶草能:
A. 解毒 B. 降血压 C. 杀虫
D. 祛风湿 E. 利关节

第二组 臭梧桐,海桐皮

口诀

二药祛风通经络,梧桐平肝皮痒虫。

中药	臭梧桐	海桐皮
性味	辛、苦、甘,凉。归肝经	苦、辛,平。归肝经
功效	祛风湿,通经络,平肝	祛风湿,通络止痛,杀虫止痒
应用	1. 风湿痹证 2. 中风半身不遂 3. 风疹,湿疮 4. 肝阳上亢,头痛眩晕	1. 风湿痹证 2. 疥癣,湿疹
用法用量	煎服,5~15g;用于治疗高血压病不宜久煎。研末服,每次3g。外用适量	煎服,5~15g;或酒浸服。外用适量

【强化记忆】

1. 臭梧桐和海桐皮归经是:
A. 脾　　　　　B. 肺　　　　　C. 肝
D. 胃　　　　　E. 大肠

2. 具有祛风湿,通络止痛,杀虫止痒功效的药物是:
A. 臭梧桐　　　B. 海桐皮　　　C. 白鲜皮
D. 苦参　　　　E. 大黄

第三组　络石藤,丝瓜络

口诀

石藤丝瓜祛风络,石藤消肿络下乳。

中药	络石藤	丝瓜络
性味	苦,微寒。归心、肝、肾经	甘,平。归肺、胃、肝经
功效	祛风通络,凉血消肿	祛风,通络,活血,下乳
应用	1. 风湿热痹,筋脉拘挛,腰膝酸痛 2. 喉痹,痈肿 3. 跌仆损伤	1. 风湿痹痛,筋脉拘挛 2. 胸胁胀痛 3. 乳汁不通,乳痈肿痛
用法用量	煎服,6~12g	煎服,5~12g。外用适量

【强化记忆】

1. 络石藤和丝瓜络的共同功效是:
A. 祛风　　　　B. 下乳　　　　C. 和胃
D. 活血　　　　E. 凉血

2. 具有祛风,通络,活血,下乳功效的药物是:
A. 海风藤　　　B. 宽根藤　　　C. 络石藤
D. 丝瓜络　　　E. 党参

第四组 雷公藤, 老鹳草

口诀

祛风活络用雷公,消肿止痛解毒虫,
老鹳草祛风通络,清热解毒泻利攻。

中药	雷公藤	老鹳草
性味	苦、辛,寒;有大毒。归肝、肾经	辛、苦,平。归肝、肾、脾经
功效	祛风除湿,活血通络,消肿止痛,杀虫解毒	祛风湿,通经络,止泻痢,清热解毒
应用	1. 风湿顽痹 2. 麻风病,顽癣,湿疹,疥疮	1. 风湿痹痛,麻木拘挛,筋骨酸痛 2. 泄泻痢疾 3. 疮疡
用法用量	煎服,1~3g,先煎。外用适量,研粉或捣烂敷;或制成酊剂、软膏涂擦	煎服,9~15g;或熬膏、酒浸服。外用适量
使用注意	本品有大毒,内服宜慎。外敷不可超过半小时,否则起泡。凡有心、肝、肾器质性病变及白细胞减少者慎服。孕妇禁服	

【强化记忆】

1. 雷公藤的功效是:
A. 祛风除湿,补益肝肾
B. 强筋壮骨,利水消肿
C. 祛风除湿,活血通络
D. 消肿止痛,补益肝肾
2. 禁用雷公藤的是:
A. 孕妇   B. 老人
C. 婴幼儿   D. 体虚者

(三)祛风湿强筋骨药

第一组 五加皮,香加皮

口诀

祛风除湿肝肾充,强筋壮骨利水肿,
五加皮与香加皮,风湿痹痛两药功。

中药	五加皮	香加皮
性味	辛、苦,温。归肝、肾经	辛、苦,温;有毒。归肝、肾、心经
功效	祛风除湿,补益肝肾,强筋壮骨,利水消肿	利水消肿,祛风湿,强筋骨
应用	1. 风湿痹病 2. 筋骨痿软,小儿行迟,体虚乏力 3. 水肿,脚气肿痛	1. 下肢浮肿,心悸气短 2. 风寒湿痹,腰膝酸软
用法用量	煎服,5~10g;或酒浸入丸散服	煎服,3~6g
使用注意		本品有毒,不宜长期或过量服用

【强化记忆】

1. 五加皮的功效是:
A. 祛风湿,补肝肾,安胎
B. 祛风湿,补肝肾,强腰膝
C. 祛风湿,补肝肾,利水
D. 祛风湿,强筋骨,补肾阳
E. 祛风湿,强筋骨,止血
2. 香加皮所治疗的病证有:
3. 五加皮所治疗的病证有:

A. 风湿痹证,筋骨痿软,水肿
B. 风寒湿痹,腰膝酸软
C. 两者均是
D. 两者均非

第二组 桑寄生,狗脊

口诀

寄生祛风安胎元,补益肝肾筋骨强,
狗脊祛风强腰膝,遗尿尿频补肾阳。

中药	桑寄生	狗脊
性味	苦、甘,平。归肝、肾经	苦、甘,温。归肝、肾经
功效	祛风湿,补肝肾,强筋骨,安胎元	祛风湿,补肝肾,强腰膝
应用	1. 风湿痹痛,腰膝酸软,筋骨无力 2. 崩漏经多,妊娠漏血,胎动不安 3. 头晕目眩	1. 风湿痹痛 2. 腰膝酸软,下肢无力 3. 肾虚不固,遗尿尿频,带下清稀
用法用量	煎服,9~15g	煎服,6~12g
使用注意		肾虚有热,小便不利或短涩黄赤者慎服

【强化记忆】
1. 肝肾不足所致之胎动不安,应首选:
A. 紫苏 B. 狗脊 C. 黄芩
D. 桑寄生 E. 五加皮
2. 桑寄生的功效是:
A. 补肝肾 B. 强筋骨 C. 祛风湿
D. 安胎 E. 活血舒筋

3. 桑寄生、五加皮、狗脊的共同功效是:
A. 祛风湿　　　B. 安胎　　　　C. 补肝肾
D. 调经止血　　E. 强筋骨

第三组　千年健,雪莲花

口诀

年健莲花风湿强,莲调冲任补肾阳。

中药	千年健	雪莲花
性味	苦、辛,温。归肝、肾经	甘、微苦,温。归肝、肾经
功效	祛风湿,强筋骨	祛风湿,强筋骨,补肾阳,调冲任
应用	风寒湿痹,腰膝冷痛,拘挛麻木,筋骨痿软	1. 风湿痹证 2. 肾虚阳痿 3. 月经不调,经闭痛经,崩漏带下
用法用量	煎服,5~10g;或酒浸服	煎服,6~12g。外用适量
使用注意	阴虚内热者慎服	孕妇慎用

【强化记忆】

1. 患者风湿痹,月经不调,经闭痛经,崩漏带下。最适宜选用哪一味药?
A. 千年健　　　　B. 狗脊
C. 黄芩　　　　　D. 雪莲花
E. 五加皮

2. 具有祛风湿,强筋骨,补肾阳,调冲任功效的药物是:
A. 千年健　　　　B. 雪莲花
C. 黄芩　　　　　D. 狗脊
E. 五加皮

第四章【强化记忆】参考答案

(一) 祛风寒湿药
第一组:1. E 2. BDE 3. C 4. C
第二组:1. C 2. C
第三组:1. D 2. E 3. C 4. C 5. D
第四组:1. B 2. C
第五组:1. A 2. E 3. D
第六组:1. B 2. C
第七组:1. A 2. ABCDE
第八组:1. A 2. A

(二) 祛风湿热药
第一组:1. D 2. E 3. B 4. ABCD 5. ABDE
第二组:1. C 2. B
第三组:1. A 2. D
第四组:1. C 2. A

(三) 祛风湿强筋骨药
第一组:1. C 2. B 3. A
第二组:1. D 2. ABCD 3. AC
第三组:1. D 2. B

第五章 化湿药

第一组 广藿香,佩兰

口诀

藿佩化湿兼解暑,藿香和中兰醒脾。

中药	广藿香	佩兰
性味	辛,微温。归脾、胃、肺经	辛,平。归脾、胃、肺经
功效	芳香化湿,和中止呕,发表解暑	芳香化湿,醒脾开胃,发表解暑
应用	1. 湿浊中阻,脘腹痞闷 2. 呕吐 3. 暑湿表证,湿温初起,发热倦怠,胸闷不舒;寒湿闭暑,腹痛吐泻	1. 湿浊中阻,脘痞呕恶 2. 脾经湿热,口中甜腻,口臭,多涎 3. 暑湿表证,湿温初起,发热倦怠,胸闷不舒
用法用量	煎服,3~10g	煎服,3~10g

【强化记忆】

1. 既可化湿止呕,又能解暑的药物是:
A. 藿香   B. 佩兰   C. 砂仁
D. 豆蔻   E. 草豆蔻

2. 藿香尤其适宜于治疗下列哪种呕吐?
A. 胃虚呕吐   B. 胃寒呕吐   C. 胃热呕吐
D. 湿浊呕吐   E. 肝胃不和呕吐

3. 治疗脾瘅的良药是:
A. 藿香   B. 苍术   C. 厚朴

D. 砂仁　　　　　　E. 佩兰
4. 功能化湿,止呕,解暑的药物是:
5. 功能化湿,醒脾,开胃的药物是:
A. 藿香　　　　　　B. 佩兰　　　　　　C. 豆蔻
D. 厚朴　　　　　　E. 苍术
6. 功善化湿止呕的药物是:
7. 性平,芳香化湿浊,善治脾瘅的药物是:
A. 藿香　　　　　　B. 佩兰
C. 二者均是　　　　D. 二者均非

第二组　苍术,厚朴

口诀

术朴燥湿理不同,苍术燥湿健脾从,
祛风散寒又明目,厚朴行气痰喘功。

中药	苍术	厚朴
性味	辛、苦,温。归脾、胃、肝经	苦、辛,温。归脾、胃、肺、大肠经
功效	燥湿健脾,祛风散寒,明目	燥湿,行气,消积,消痰平喘
应用	1. 湿阻中焦,脘腹胀满,泄泻,水肿 2. 风湿痹痛,脚气痿躄 3. 风寒感冒 4. 夜盲,眼目昏涩	1. 湿滞伤中,脘痞吐泻 2. 食积气滞,腹胀便秘 3. 痰饮喘咳
用法用量	煎服,3~9g	煎服,3~10g
使用注意		本品辛苦温燥,易耗气伤津,故气虚津亏者及孕妇当慎用

【强化记忆】

1. 既可燥湿健脾,又能祛风散寒的药物是:
A. 藿香　　　　　B. 佩兰　　　　　C. 苍术
D. 厚朴　　　　　E. 砂仁

2. 苍术的性味是:
A. 辛、苦,温　　　B. 辛、甘,温
C. 苦、甘,温　　　D. 辛、甘,寒
E. 辛、苦,寒

3. 善于下气除胀满,为消除胀满的要药是:
A. 苍术　　　　　B. 厚朴　　　　　C. 砂仁
D. 豆蔻　　　　　E. 藿香

4. 厚朴最适于治疗:
A. 寒疝腹痛　　　B. 两胁胀痛　　　C. 少腹刺痛
D. 脘腹冷痛　　　E. 脘腹胀满

第三组　豆蔻,砂仁

口诀

蔻砂化湿开胃通,两药辛温以温中,
豆蔻止呕又消食,砂仁止泻安胎功。

中药	豆蔻	砂仁
性味	辛,温。归肺、脾、胃经	辛,温。归脾、胃、肾经
功效	化湿行气,温中止呕,开胃消食	化湿开胃,温中止泻,理气安胎
应用	1. 湿浊中阻,脾胃气滞,不思饮食,胸腹胀痛,食积不消 2. 湿温初起,胸闷不饥 3. 寒湿呕逆	1. 湿浊中阻,脾胃气滞,脘痞不饥 2. 脾胃虚寒,呕吐泄泻 3. 妊娠恶阻,胎动不安
用法用量	煎服,3~6g,后下	煎服,3~6g,后下
使用注意	阴虚血燥者慎用	阴虚血燥者慎用

【强化记忆】

1. 具有安胎作用的化湿药是:
A. 苍术　　　　　B. 紫苏　　　　　C. 砂仁
D. 豆蔻　　　　　E. 厚朴

2. 下列除哪项外均为砂仁的主治病证?
A. 湿阻中焦　　　B. 痰饮喘咳　　　C. 脾胃气滞
D. 虚寒吐泻　　　E. 胎动不安

3. 豆蔻具有止呕的作用,善于治疗:
A. 胃热呕吐　　　B. 胃寒呕吐　　　C. 胃虚呕吐
D. 妊娠呕吐　　　E. 寒饮呕吐

4. 砂仁、豆蔻均具有的作用是:
A. 化湿　　　　　B. 行气　　　　　C. 温中
D. 止呕　　　　　E. 止血

第四组　草豆蔻,草果

口诀

草蔻草果燥温中,果截疟痰蔻止呕。

中药	草豆蔻	草果
性味	辛,温。归脾、胃经	辛,温。归脾、胃经
功效	燥湿行气,温中止呕	燥湿温中,截疟除痰
应用	1. 寒湿内阻,脾胃气滞,脘腹胀满冷痛,不思饮食 2. 嗳气呕逆	1. 寒湿内阻,脘腹胀痛,痞满呕吐 2. 疟疾寒热,瘟疫发热
用法用量	煎服,3~6g	煎服,3~6g
使用注意	阴虚血燥者慎用	阴虚血燥者慎用

【强化记忆】

1. 草豆蔻的作用是:

2. 草果的作用是:
A. 燥湿温中 B. 除痰截疟
C. 两者均是 D. 两者均非
3. 既可燥湿温中,又能除痰截疟的药物是:
A. 草豆蔻 B. 草果 C. 豆蔻
D. 砂仁 E. 厚朴

第五章【强化记忆】参考答案

第一组:1. A 2. D 3. E 4. A 5. B 6. A 7. B
第二组:1. C 2. A 3. B 4. E
第三组:1. C 2. B 3. B 4. ABCD
第四组:1. A 2. C 3. B

第六章 利水渗湿药

（一）利水消肿药

第一组 茯苓，薏苡仁

口诀

苓薏利渗又健中，宁心安神茯苓功，
薏仁止泻除痹良，解毒散结又排脓。

中药	茯苓	薏苡仁
性味	甘、淡，平。归心、肺、脾、肾经	甘、淡，凉。归脾、胃、肺经
功效	利水渗湿，健脾，宁心安神	利水渗湿，健脾止泻，除痹，排脓，解毒散结
应用	1. 水肿尿少 2. 痰饮眩悸 3. 脾虚食少，便溏泄泻 4. 心神不安，惊悸失眠	1. 水肿，脚气浮肿，小便不利 2. 脾虚泄泻 3. 湿痹拘挛 4. 肺痈，肠痈 5. 赘疣，癌肿
用法用量	煎服，10~15g	煎服，9~30g。清利湿热宜生用，健脾止泻宜炒用
使用注意		本品性质滑利，孕妇慎用

【强化记忆】

1. 茯苓的性味是：
A. 甘，寒　　　　B. 甘、淡，凉　　　C. 甘、淡，平

D. 辛、苦,温　　　　E. 甘、酸,平
2. 可治疗寒热虚实各种水肿的药物是:
A. 泽泻　　　　　B. 猪苓　　　　　C. 茯苓
D. 车前子　　　　E. 香加皮
3. 用治水肿,肺痈,肠痈,宜选:
A. 猪苓　　　　　B. 茯苓　　　　　C. 薏苡仁
D. 葫芦　　　　　E. 冬瓜皮
4. 薏苡仁炒用偏于:
5. 薏苡仁生用偏于:
A. 清利湿热
B. 健脾止泻
C. 两者均是
D. 两者均非
6. 茯苓常用治:
A. 脾虚泄泻　　　B. 水肿　　　　　C. 痰饮目眩
D. 心悸　　　　　E. 失眠

第二组　猪苓,泽泻

口诀

猪苓泽泻利渗湿,泽泻泄热化浊脂。

中药	猪苓	泽泻
性味	甘、淡,平。归肾、膀胱经	甘、淡,寒。归肾、膀胱经
功效	利水渗湿	利水渗湿,泄热,化浊降脂
应用	水肿,小便不利,泄泻,淋浊,带下	1. 水肿胀满,小便不利,泄泻尿少,痰饮眩晕 2. 热淋涩痛,遗精 3. 高脂血症
用法用量	煎服,6~12g	煎服,6~10g

【强化记忆】

1. 猪苓的入药部位是：
A. 块根　　　　　B. 菌核　　　　　C. 果实
D. 全草　　　　　E. 块茎

2. 治疗肾阴不足,相火偏亢之遗精的药物是：
A. 荠菜　　　　　B. 泽泻　　　　　C. 蝼蛄
D. 冬瓜皮　　　　E. 泽漆

3. 猪苓、泽泻的功效共同点是：
A. 泄热　　　　　B. 利水消肿　　　C. 渗湿
D. 健脾　　　　　E. 安神

4. 泽泻的功效是：
A. 利水消肿　　　B. 泻下通便　　　C. 解毒散结
D. 化痰止咳　　　E. 祛风除湿

第三组　葫芦,枳椇子,冬瓜皮,玉米须

口诀

葫芦枳椇冬瓜皮,瓜皮解暑解酒椇,
玉米利湿以消肿,利湿退黄玉米须。

中药	葫芦	枳椇子
性味	甘,平。归肺、肾经	甘,平。归胃经
功效	利水消肿	利水消肿,解酒毒
应用	1. 水肿胀满 2. 淋证	1. 水肿 2. 醉酒
用法用量	煎服,15~30g	煎服,10~15g
中药	冬瓜皮	玉米须
性味	甘,凉。归脾、小肠经	甘,平。归膀胱、肝、胆经
功效	利尿消肿,清热解暑	利水消肿,利湿退黄

续表

应用	1. 水肿胀满,小便不利 2. 暑热口渴,小便短赤	1. 水肿 2. 黄疸
用法用量	煎服,9~30g	煎服,15~30g。鲜品加倍

【强化记忆】

1. 既能利水消肿,又可清热解暑的药是:
A. 葫芦 B. 泽泻 C. 冬瓜皮
D. 薏苡仁 E. 猪苓

2. 能利水消肿、解酒毒,治疗饮酒过度,成痨吐血的药物是:
A. 茯神 B. 玉米须 C. 泽漆
D. 枳椇子 E. 薏苡仁

3. 玉米须常用治:
4. 冬瓜皮常用治:
A. 水肿 B. 黄疸
C. 两者均是 D. 两者均非

5. 枳椇子具有的功效是:
6. 葫芦具有的功效是:
A. 通淋 B. 利水消肿
C. 两者均是 D. 两者均非

(二) 利水通淋药

第一组 车前子,滑石

口诀

清尿淋滑石车前,滑石解暑外疮敛,
车前渗湿兼止泻,明目祛痰功效良。

中药	车前子	滑石
性味	甘,寒。归肝、肾、肺、小肠经	甘、淡,寒。归膀胱、肺、胃经
功效	清热利尿通淋,渗湿止泻,明目,祛痰	利尿通淋,清热解暑;外用祛湿敛疮
应用	1. 热淋涩痛,水肿胀满 2. 暑湿泄泻 3. 目赤肿痛,目暗昏花 4. 痰热咳嗽	1. 热淋,石淋,尿热涩痛 2. 暑湿烦渴,湿温初起 3. 湿热水泻 4. 湿疮,湿疹,痱子
用法用量	煎服,9~15g,宜包煎	煎服,10~20g;滑石块先煎,滑石粉包煎。外用适量
使用注意	孕妇及肾虚精滑者慎用	脾虚、热病伤津及孕妇慎用

【强化记忆】

1. 能利水湿、分清浊而止泻,尤宜于小便不利之水泻的药是:
A. 滑石 B. 木通 C. 荠菜
D. 车前子 E. 金钱草
2. 能利尿通淋,清热解暑,收湿敛疮的药是:
A. 滑石 B. 车前子 C. 地肤子
D. 木通 E. 石韦
3. 滑石的功效是:
4. 车前子的功效是:
A. 清热解暑 B. 祛风除痹 C. 健脾宁心
D. 通气下乳 E. 渗湿止泻

第二组 木通,通草

口诀

利尿淋通草木通,木通下乳清心功,
木能通经草通气,清热下乳通草用。

中药	木通	通草
性味	苦,寒。归心、小肠、膀胱经	甘、淡,微寒。归肺、胃经
功效	利尿通淋,清心除烦,通经下乳	清热利尿,通气下乳
应用	1. 淋证,水肿 2. 心烦尿赤,口舌生疮 3. 经闭乳少,湿热痹痛	1. 湿热淋证,水肿尿少 2. 产后乳汁不下
用法用量	煎服,3~6g	煎服,3~5g
使用注意	孕妇慎用。不宜长期或大量服用	孕妇慎用

【强化记忆】

1. 香加皮的用量是:
2. 木通的用量是:

A. 3~10g　　　B. 1~3g　　　C. 3~6g
D. 10~30g　　E. 1~1.5g

第三组　瞿麦,萹蓄

口诀

瞿麦萹蓄利尿淋,瞿麦活血与通经,
杀虫止痒萹蓄用,善治带下痒在阴。

中药	瞿麦	萹蓄
性味	苦,寒。归心、小肠经	苦,微寒。归膀胱经
功效	利尿通淋,活血通经	利尿通淋,杀虫,止痒
应用	1. 热淋,血淋,石淋,小便不通,淋沥涩痛 2. 瘀阻经闭,月经不调	1. 热淋涩痛,小便短赤 2. 虫积腹痛,皮肤湿疹,阴痒带下

续表

用法用量	煎服,9~15g	煎服,9~15g。外用适量,煎洗患处
使用注意	孕妇慎用	

【强化记忆】

1. 性味苦寒,有利尿通淋,活血通经功效的药物是:
A. 木通　　　　　　B. 通草　　　　　　C. 萹蓄
D. 瞿麦　　　　　　E. 白鲜皮

2. 性味苦,微寒,有利尿通淋,杀虫,止痒功效的药物是:
A. 木通　　　　　　B. 通草　　　　　　C. 萹蓄
D. 瞿麦　　　　　　E. 白鲜皮

第四组　地肤子,海金砂

口诀

地肤海金清利湿,祛风止痒地肤子,
通淋止痛海金砂,善治诸淋与结石。

中药	地肤子	海金砂
性味	辛、苦,寒。归肾、膀胱经	甘、咸,寒。归膀胱、小肠经
功效	清热利湿,祛风止痒	清热利湿,通淋止痛
应用	1. 小便不利,淋沥涩痛 2. 阴痒带下,风疹,湿疹,皮肤瘙痒	热淋,石淋,血淋,膏淋,尿道涩痛
用法用量	煎服,9~15g。外用适量,煎汤熏洗	煎服,6~15g,包煎

【强化记忆】

1. 海金砂的入药部位是:

A. 根 B. 根皮 C. 根茎
D. 全草 E. 孢子

2. 善清小肠、膀胱湿热,尤善止尿道疼痛,为治诸淋涩痛之要药的药是:

A. 地肤子 B. 海金砂 C. 车前草
D. 蝼蛄 E. 冬葵子

第五组 石韦,冬葵子

口诀

石韦冬葵利尿淋,下乳润肠属冬葵,
清肺止咳石韦用,凉血止血诸血停。

中药	石韦	冬葵子
性味	甘、苦,微寒。归肺、膀胱经	甘、涩,凉。归大肠、小肠、膀胱经
功效	利尿通淋,清肺止咳,凉血止血	清热利尿,下乳,润肠
应用	1. 热淋,血淋,石淋,小便不通,淋沥涩痛 2. 肺热喘咳 3. 血热出血	1. 淋证,水肿,尿闭 2. 乳汁不通,乳房胀痛 3. 肠燥便秘
用法用量	煎服,6~12g	煎服,3~9g
使用注意		本品寒润滑利,脾虚便溏及孕妇慎用

【强化记忆】

1. 石韦善治:
2. 冬葵子善治:

A. 血淋 B. 乳汁不通 C. 热淋
D. 黄疸 E. 痰饮

第六组 灯心草,萆薢

> **口诀**
>
> 萆薢灯心同利湿,灯心利尿心火折,
> 萆薢苦平归肾胃,利湿去浊风痹除。

中药	灯心草	萆薢
性味	甘、淡,微寒。归心、肺、小肠经	苦,平。归肾、胃经
功效	利小便,清心火	利湿去浊,祛风除痹
应用	1. 热淋,尿少涩痛 2. 心烦失眠,口舌生疮	1. 膏淋,白浊,白带过多 2. 风湿痹痛,关节不利,腰膝疼痛
用法用量	煎服,1~3g	煎服,9~15g
使用注意		肾阴亏虚、遗精滑精者慎用

【强化记忆】

1. 灯心草的功效包括:
A. 利小便　　　B. 活血化瘀　　　C. 通经
D. 通便　　　　E. 清心火
2. 性味苦,平。有利湿去浊,祛风除痹功效的中药是:
A. 通草　　　　B. 灯心草　　　　C. 萆薢
D. 山栀子　　　E. 滑石

(三) 利湿退黄药

第一组 茵陈,金钱草

> **口诀**
>
> 茵陈金钱利退黄,金钱利尿解毒肿。

中药	茵陈	金钱草
性味	苦、辛,微寒。归脾、胃、肝、胆经	甘、淡、咸,微寒。归肝、胆、肾、膀胱经
功效	清利湿热,利胆退黄	利湿退黄,利尿通淋,解毒消肿
应用	1. 黄疸尿少 2. 湿温暑湿 3. 湿疮瘙痒	1. 湿热黄疸,胆胀胁痛 2. 石淋,热淋,小便涩痛 3. 痈肿疔疮,毒蛇咬伤
用法用量	煎服,6~15g。外用适量,煎汤熏洗	煎服,15~60g
使用注意	蓄血发黄者及血虚萎黄者慎用	

【强化记忆】

1. 能利湿退黄,解毒疗疮的药是:
A. 鸡骨草　　　　　B. 茵陈　　　　　C. 地肤子
D. 薏苡仁　　　　　E. 萆薢
2. 治疗石淋,宜首选:
A. 萆薢　　　　　　B. 木通　　　　　C. 石韦
D. 滑石　　　　　　E. 金钱草

第二组　虎杖,珍珠草

口诀

退黄虎杖珍珠草,清热解毒功效好,
虎杖散瘀化痰咳,明目消积珍珠保。

中药	虎杖	珍珠草
性味	苦,微寒。归肝、胆、肺经	甘、苦,凉。归肝、肺经

续表

功效	利湿退黄,清热解毒,散瘀止痛,化痰止咳	利湿退黄,清热解毒,明目,消积
应用	1. 湿热黄疸,淋浊,带下 2. 痈肿疮毒,水火烫伤,毒蛇咬伤 3. 经闭,癥瘕,风湿痹痛,跌打损伤 4. 肺热咳嗽	1. 湿热黄疸,泄痢,淋证 2. 疮痈肿毒,蛇犬咬伤 3. 目赤肿痛 4. 小儿疳积
用法用量	煎服,9~15g。外用适量,制成煎液或油膏涂敷	煎服,15~30g。外用适量
使用注意	孕妇慎用	

【强化记忆】

1. 治小儿过食肥甘,脾胃失运,食积化热之疳积的药是:
   A. 鸡骨草　　　B. 珍珠草
   C. 垂盆草　　　D. 地耳草
   E. 金钱草
2. 滑石的功效是:
3. 虎杖的功效是:
   A. 清热解暑　　B. 祛风除痹
   C. 健脾宁心　　D. 通气下乳
   E. 化痰止咳

第三组　垂盆草,地耳草,鸡骨草

口诀

鸡骨垂盆与地耳,清热退黄和利湿,
活血消肿地耳草,鸡骨疏肝疼痛除。

中药	垂盆草	地耳草	鸡骨草
性味	甘、淡,凉。归肝、胆、小肠经	苦,凉。归肝、胆经	甘、微苦,凉。归肝、胃经
功效	利湿退黄,清热解毒	利湿退黄,清热解毒,活血消肿	利湿退黄,清热解毒,疏肝止痛
应用	1. 湿热黄疸,小便不利 2. 痈肿疮疡,咽痛,毒蛇咬伤,烧烫伤	1. 湿热黄疸 2. 肺痈,肠痈,痈肿疮毒 3. 跌打损伤	1. 湿热黄疸 2. 乳痈肿痛 3. 胁肋不舒,胃脘胀痛
用法用量	煎服,15~30g	煎服,15~30g。外用适量	煎服,15~30g

【强化记忆】

1. 地耳草具有的功效是:
2. 垂盆草具有的功效是:

A. 活血　　　　　B. 止血
C. 两者均是　　　D. 两者均非

第六章【强化记忆】参考答案

(一) 利水消肿药

第一组:1. C 2. C 3. C 4. B 5. A 6. ABCDE

第二组:1. B 2. B 3. BC 4. ACD

第三组:1. C 2. D 3. C 4. A 5. B 6. B

(二) 利水通淋药

第一组:1. D 2. A 3. A 4. E

第二组:1. C 2. C

第三组:1. D 2. C

第四组:1. E 2. B

第五组:1. A 2. B

第六组:1. AE 2. C
(三) 利湿退黄药
第一组:1. B 2. E
第二组:1. B 2. A 3. E
第三组:1. A 2. D

第七章 温里药

第一组 附子,肉桂

口诀

附桂补火以助阳,散寒止痛功效良,
回阳救逆用附子,温经引火桂归元。

中药	附子	肉桂
性味	辛、甘,大热;有毒。归心、肾、脾经	辛、甘,大热。归肾、脾、心、肝经
功效	回阳救逆,补火助阳,散寒止痛	补火助阳,散寒止痛,温通经脉,引火归元
应用	1. 亡阳虚脱,肢冷脉微 2. 肾阳虚衰、阳痿宫冷,虚寒吐泻,脘腹冷痛,阴寒水肿,心阳不足,胸痹冷痛,阳虚外感 3. 寒湿痹痛	1. 肾阳不足,命门火衰,阳痿宫冷,腰膝冷痛 2. 心腹冷痛,虚寒吐泻,寒疝腹痛 3. 冲任虚寒、寒凝血滞之痛经经闭,寒湿痹痛,阴疽流注 4. 肾虚作喘,虚阳上浮,眩晕目赤
用法用量	煎服,3~15g;先煎,久煎,口尝至无麻辣感为度	煎服,1~5g,宜后下或焗服;研末冲服,每次1~2g
使用注意	本品辛热燥烈,孕妇慎用,阴虚阳亢者忌用。不宜与半夏、瓜蒌、瓜蒌皮、瓜蒌子、天花粉、川贝母、浙贝母、平贝母、伊贝母、湖北贝母、白蔹、白及同用。生品外用,内服须经炮制。若内服过量,或炮制、煎煮方法不当,可引起中毒	阴虚火旺,里有实热,有出血倾向者及孕妇慎用。不宜与赤石脂同用

【强化记忆】

1. 下列药物中,善于上助心阳、中温脾阳、下补肾阳的药物是:

A. 附子 B. 干姜 C. 丁香
D. 吴茱萸 E. 小茴香

2. 肉桂的功效是:

A. 补火助阳 B. 散寒止痛 C. 温肺化饮
D. 温经通脉 E. 引火归原

3. 肉桂具有的功效是:

4. 附子具有的功效是:

A. 温肺化饮 B. 引火归原 C. 理气和胃
D. 回阳救逆 E. 杀虫止痒

第二组 干姜,高良姜

口诀

高良干姜善温中,高良止呕又止痛,
回阳通脉干姜效,温肺化饮治喘功。

中药	干姜	高良姜
性味	辛,热。归脾、胃、肾、心、肺经	辛,热。归脾、胃经
功效	温中散寒,回阳通脉,温肺化饮	温中止呕,散寒止痛
应用	1. 脾胃寒证,脘腹冷痛,呕吐泄泻 2. 亡阳证,肢冷脉微 3. 寒饮喘咳	1. 胃寒脘腹冷痛 2. 胃寒呕吐,嗳气吞酸
用法用量	煎服,3~10g	煎服,3~6g
使用注意	本品辛热燥烈,阴虚内热、血热妄行者忌用	

【强化记忆】

1. 下列药物中,哪组药物具有回阳救逆的功效?
A. 附子、干姜
B. 干姜、肉桂
C. 附子、肉桂
D. 吴茱萸、附子
E. 肉桂、吴茱萸

2. 高良姜主要用治下列哪组脏腑的病证?
A. 心、小肠　　　B. 肺、大肠　　　C. 肝、胆
D. 脾、胃　　　　E. 肾、膀胱

3. 温里药中具有温肺化饮功效的药物是:
A. 附子　　　　　B. 干姜　　　　　C. 肉桂
D. 吴茱萸　　　　E. 丁香

4. 干姜具有的功效是:
5. 高良姜具有的功效是:
A. 温肺化饮
B. 温肺止咳
C. 两者均是
D. 两者均非

第三组 吴茱萸,小茴香

口诀

散寒痛茴香吴萸,小茴香和胃理气,
萸降逆以止呕,助阳止泻暖肾脾。

中药	吴茱萸	小茴香
性味	辛、苦,热;有小毒。归肝、脾、胃、肾经	辛,温。归肝、肾、脾、胃经
功效	散寒止痛,降逆止呕,助阳止泻	散寒止痛,理气和胃

续表

应用	1. 寒滞肝脉,厥阴头痛,经行腹痛,寒疝腹痛,寒湿脚气肿痛 2. 脘腹胀痛,呕吐吞酸 3. 脾肾阳虚,五更泄泻	1. 寒疝腹痛,睾丸偏坠胀痛,痛经,少腹冷痛 2. 脾胃虚寒气滞,脘腹胀痛,食少吐泻
用法用量	煎服,2~5g。外用适量	煎服,3~6g。外用适量
使用注意	本品辛热燥烈,易耗气动火,故不宜多用、久服。阴虚有热者忌用。孕妇慎用	阴虚火旺者慎用

【强化记忆】

1. 下列药物中何药具有疏肝下气的功效?
A. 附子　　　　　　B. 干姜　　　　　　C. 肉桂
D. 吴茱萸　　　　　E. 丁香

2. 下列药物中,何药善治厥阴头痛?
A. 白芷　　　　　　B. 藁本　　　　　　C. 细辛
D. 吴茱萸　　　　　E. 葛根

3. 临床上以治疗寒疝腹痛为主要用途的药物是:
A. 肉桂　　　　　　B. 吴茱萸　　　　　C. 小茴香
D. 荜澄茄　　　　　E. 川乌

4. 吴茱萸尤善治:

5. 小茴香尤善治:
A. 厥阴头痛　　　　B. 寒疝腹痛　　　　C. 风湿痹痛
D. 脘腹冷痛　　　　E. 虫积腹痛

第四组　丁香,花椒

口诀

丁香花椒温中痛,杀虫止痒花椒功,
丁香降逆并散寒,温肾助阳治阳痿。

中药	丁香	花椒
性味	辛,温。归脾、胃、肾经	辛,温。归脾、胃、肾经
功效	温中降逆,散寒止痛,温肾助阳	温中止痛,杀虫止痒
应用	1. 脾胃虚寒,呃逆呕吐,食少吐泻 2. 心腹冷痛 3. 肾虚阳痿,宫冷	1. 中寒脘腹冷痛,呕吐泄泻 2. 虫积腹痛 3. 湿疹,阴痒
用法用量	煎服,1~3g,或研末外敷	煎服,3~6g。外用适量,煎汤熏洗
使用注意	不宜与郁金同用	

【强化记忆】

1. 药用部位是花蕾的药物是:
A. 天花粉　　　B. 青黛　　　C. 丁香
D. 小茴香　　　E. 荜茇

2. 具有温中止痛、杀虫止痒功效的药物是:
A. 胡椒　　　B. 花椒　　　C. 荜茇
D. 荜澄茄　　　E. 苦参

第五组 胡椒,荜茇,荜澄茄

口诀

胡椒荜茇与荜澄,温中散寒下气能,
消痰胡椒荜茇痛,荜澄行气和止疼。

中药	胡椒	荜茇	荜澄茄
性味	辛,热。归胃、大肠经	辛,热。归胃、大肠经	辛,温。归脾、胃、肾、膀胱经

续表

功效	温中散寒,下气,消痰	温中散寒,下气止痛	温中散寒,行气止痛
应用	1. 胃寒呕吐,腹痛泄泻,食欲不振 2. 癫痫痰多	1. 中寒脘腹冷痛,呕吐,泄泻 2. 寒凝气滞,胸痹心痛,头痛,牙痛	1. 胃寒呕逆,脘腹冷痛 2. 寒疝腹痛 3. 寒湿郁滞,小便浑浊
用法用量	每次 0.6~1.5g,研粉吞服。外用适量	煎服,1~3g。外用适量,研末塞龋齿孔中	煎服,1~3g

【强化记忆】

1. 下列何药具有下气消痰、用治癫痫证的功用?
A. 芫花　　　　　B. 厚朴　　　　　C. 车前子
D. 虎杖　　　　　E. 胡椒

2. 既治呕吐、呃逆,又治腹痛,并治泄泻的药物是:
A. 荜茇　　　　　B. 荜澄茄　　　　C. 胡椒
D. 丁香　　　　　E. 小茴香

3. 既治呕吐、呃逆,又治腹痛,并治寒疝的药物是:
A. 荜茇　　　　　B. 荜澄茄　　　　C. 胡椒
D. 肉桂　　　　　E. 小茴香

4. 下列哪些药物有疏导气行的作用?
A. 小茴香　　　　B. 丁香　　　　　C. 胡椒
D. 荜茇　　　　　E. 荜澄茄

5. 胡椒可用治下列哪些病证?
A. 腹痛　　　　　B. 呕吐　　　　　C. 泄泻
D. 呃逆　　　　　E. 癫痫

第七章【强化记忆】参考答案

第一组:1. A 2. ABDE 3. B 4. D
第二组:1. A 2. D 3. B 4. A 5. D
第三组:1. D 2. D 3. C 4. A 5. B
第四组:1. C 2. B
第五组:1. E 2. A 3. B 4. ABCDE 5. ABCE

第八章 理气药

第一组 陈皮,青皮

口诀

陈皮青皮均理气,陈皮化痰湿健脾,
青皮疏肝破气使,消积化滞除积聚。

中药	陈皮	青皮
性味	苦、辛,温。归脾、肺经	苦、辛,温。归肝、胆、胃经
功效	理气健脾,燥湿化痰	疏肝破气,消积化滞
应用	1. 脾胃气滞、湿阻之脘腹胀满、食少吐泻 2. 呕吐、呃逆 3. 湿痰寒痰,咳嗽痰多 4. 胸痹	1. 肝郁气滞,胸胁胀痛,疝气疼痛,乳癖乳痈 2. 食积气滞,脘腹胀痛 3. 癥瘕积聚,久疟痞块
用法用量	煎服,3~10g	煎服,3~10g。醋炙用增强疏肝止痛之力
使用注意	本品辛散苦燥,温能助热,故内有实热、舌赤少津者慎用	本品性烈耗气,气虚者慎用

【强化记忆】

1. 功能理气健脾,燥湿化痰的药物是:
2. 功能疏肝破气,消积化滞的药物是:

A. 陈皮　　　　B. 佛手　　　　C. 青皮
D. 枳实　　　　E. 荔枝核

3. 陈皮具有的功效是:
4. 青皮具有的功效是:
A. 理气健脾
B. 燥湿化痰
C. 两者均是
D. 两者均非

第二组 枳实,木香

口诀

枳实木香善行气,枳实破气消积聚,
化痰散痞治结胸,木香健脾消食积。

中药	枳实	木香
性味	苦、辛、酸,微寒。归脾、胃经	辛、苦,温。归脾、胃、大肠、三焦、胆经
功效	破气消积,化痰散痞	行气止痛,健脾消食
应用	1. 积滞内停,痞满胀痛,泻痢后重,大便不通 2. 痰阻气滞,胸痹,结胸 3. 脏器下垂	1. 脾胃气滞,脘腹胀痛,食积不消,不思饮食 2. 泻痢后重 3. 胸胁胀痛,黄疸,疝气疼痛
用法用量	煎服,3~10g。炒后性较平和	煎服,3~6g。生用行气力强;煨用实肠止泻,用于泄泻腹痛
使用注意	孕妇慎用	本品辛温香燥,凡阴虚火旺者慎用

【强化记忆】

1. 治疗脾胃气滞,脘腹胀痛及泻痢里急后重,宜选用:
A. 陈皮 B. 枳壳 C. 佛手
D. 木香 E. 大腹皮

2. 陈皮、木香共有的功效是:
A. 疏肝理气　　B. 降气止呕　　C. 行气导滞
D. 理气止痛　　E. 理气健脾
3. 既能破气消积,又能化痰除痞的药物是:
A. 枳实　　　　B. 青皮　　　　C. 沉香
D. 川楝子　　　E. 绿萼梅
4. 木香用治脾失运化、肝失疏泄之腹痛、胁痛、黄疸等症,是取其何种功效?
A. 疏肝解郁、利胆退黄
B. 行气健脾、宽胸散结
C. 行气宽中、顺气降逆
D. 行气健脾、疏利肝胆
E. 行气健脾、消积除痞

第三组　沉香,檀香

口诀

行气止痛属沉檀,檀香调中膈散寒,
沉香温中止呕逆,肾虚纳气咳喘难。

中药	沉香	檀香
性味	辛、苦,微温。归脾、胃、肾经	辛,温。归脾、胃、心、肺经
功效	行气止痛,温中止呕,纳气平喘	行气止痛,散寒调中
应用	1. 寒凝气滞,胸腹胀闷疼痛 2. 胃寒呕吐呃逆 3. 肾虚气逆喘息	寒凝气滞,胸膈不舒,胸痹心痛,脘腹疼痛,呕吐食少
用法用量	煎服,1~5g,后下	煎服,2~5g,宜后下
使用注意	本品辛温助热,阴虚火旺者慎用	

【强化记忆】

1. 沉香治疗喘证,是取其何种功效?
A. 宣肺平喘　　　　B. 纳气平喘　　　　C. 清肺平喘
D. 益气平喘　　　　E. 温肺平喘

2. 善治胃寒呕吐的药物是:
A. 木香　　　　　　B. 乌药　　　　　　C. 香附
D. 沉香　　　　　　E. 柿蒂

3. 既能行气止痛,又能温肾纳气的药物是:
A. 丁香　　　　　　B. 沉香　　　　　　C. 檀香
D. 青木香　　　　　E. 香橼

第四组　川楝子,乌药

口诀

川楝乌药行气痛,温肾散寒乌药功,
疏肝泄热川楝子,治疗诸痛又杀虫。

中药	川楝子	乌药
性味	苦,寒;有小毒。归肝、小肠、膀胱经	辛,温。归肺、脾、肾、膀胱经
功效	疏肝泄热,行气止痛,杀虫	行气止痛,温肾散寒
应用	1. 肝郁化火,胸胁、脘腹胀痛,疝气疼痛 2. 虫积腹痛	1. 寒凝气滞,胸腹胀痛,气逆喘急,疝气疼痛,经寒腹痛 2. 肾阳不足,膀胱虚冷,遗尿尿频
用法用量	煎服,5~10g。外用适量,研末调涂。炒用寒性减弱	煎服,6~10g
使用注意	本品苦寒有毒,不宜过量或持续服用,脾胃虚寒者慎用	

【强化记忆】

1. 乌药具有的功效是:
2. 川楝子具有的功效是:
A. 行气止痛、杀虫
B. 行气止痛、化痰
C. 行气导滞、利水
D. 行气止痛、散寒
E. 行气散结、消食
3. 既有行气作用,又有杀虫作用的药是:
A. 川楝子　　　B. 乌药　　　C. 檀香
D. 沉香　　　　E. 青皮

第五组 荔枝核,香附

口诀

荔核散结祛寒痛,香附理气以宽中,
荔核香附同调气,香附疏肝调经功。

中药	荔枝核	香附
性味	甘、微苦,温。归肝、肾经	辛、微苦、微甘,平。归肝、脾、三焦经
功效	行气散结,祛寒止痛	疏肝解郁,理气宽中,调经止痛
应用	1. 寒疝腹痛,睾丸肿痛 2. 胃脘胀痛,痛经,产后腹痛	1. 肝郁气滞,胸胁胀痛,疝气疼痛 2. 肝郁气滞,月经不调,经闭痛经,乳房胀痛 3. 脾胃气滞,脘腹痞闷,胀满疼痛
用法用量	煎服,5~10g	煎服,6~10g。醋炙增强疏肝止痛作用

【强化记忆】

1. 治疗肝气郁结,月经不调,痛经,乳房胀痛,宜首选的药物是:
A. 木香　　　　　B. 香附　　　　　C. 沉香
D. 檀香　　　　　E. 九香虫

2. 具有行气散结、散寒止痛功效的药物是:
A. 青皮
B. 橘核
C. 荔枝核
D. 橘络
E. 化橘红

第六组　娑罗子,佛手

口诀

娑罗佛手疏肝气,和胃止痛效相比,
燥湿化痰用佛手,呕吐食少与胃痞。

中药	娑罗子	佛手
性味	甘,温。归肝、胃经	辛、苦、酸,温。归肝、脾、胃、肺经
功效	疏肝理气,和胃止痛	疏肝理气,和胃止痛,燥湿化痰
应用	肝胃气滞,胸腹胀闷,胃脘疼痛	1. 肝胃气滞,胸胁胀痛 2. 脾胃气滞,胃脘痞满,食少呕吐 3. 咳嗽痰多
用法用量	煎服,3~9g	煎服,3~10g

【强化记忆】

1. 佛手具有的功效是:

2. 香附具有的功效是:
A. 疏肝解郁
B. 理气和中
C. 两者均是
D. 两者均非

第七组　香橼,梅花

口诀

香橼梅花疏肝气,梅花和中化痰积,
理气宽中用香橼,燥湿化痰调肝脾。

中药	香橼	梅花
性味	辛、苦、酸,温。归肝、脾、肺经	微酸,平。归肝、胃、肺经
功效	疏肝解郁,理气宽中,燥湿化痰	疏肝和中,化痰散结
应用	1. 肝胃气滞,胸胁胀痛 2. 脾胃气滞,脘腹痞满,呕吐噫气 3. 痰多咳嗽	1. 肝胃气痛,郁闷心烦 2. 梅核气 3. 瘰疬疮毒
用法用量	煎服,3~10g	煎服,3~5g

【强化记忆】
1. 玫瑰花、绿萼梅、娑罗子均适合用治:
2. 沉香、檀香、乌药均适合用治:
A. 寒凝气滞胸腹疼痛
B. 肝胃气滞胸腹疼痛
C. 两者均是
D. 两者均非

第八组 玫瑰花,薤白

口诀

玫瑰薤白同行气,通阳散结薤导滞,
玫瑰和血调经痛,微苦甘温疏肝郁。

中药	玫瑰花	薤白
性味	甘、微苦,温。归肝、脾经	辛、苦,温。归心、肺、胃、大肠经
功效	行气解郁,和血,止痛	通阳散结,行气导滞
应用	1. 肝胃气痛,食少呕恶 2. 月经不调,经前乳房胀痛 3. 跌仆伤痛	1. 胸痹心痛 2. 脘腹痞满胀痛,泻痢后重
用法用量	煎服,3~6g	煎服,5~10g

【强化记忆】

1. 治胸痹证是取薤白的哪方面功效?
A. 通阳散结　　B. 理气健脾　　C. 化痰宽胸
D. 宣肺化痰　　E. 破气除痞

2. 性味辛、苦,温。具有通阳散结,行气导滞功效的药物是:
A. 干姜　　B. 薤白　　C. 党参
D. 玫槐花　　E. 枳实

第九组 大腹皮,甘松

口诀

大腹甘松同行气,宽中行水大腹皮,
甘松理气止痛佳,祛湿肿醒脾开郁。

中药	大腹皮	甘松
性味	辛,微温。归脾、胃、大肠、小肠经	辛、甘,温。归脾、胃经
功效	行气宽中,行水消肿	理气止痛,开郁醒脾;外用祛湿消肿
应用	1. 湿阻气滞,脘腹胀闷,大便不爽 2. 水肿胀满,脚气浮肿,小便不利	1. 寒郁气滞,脘腹胀满,食欲不振,呕吐 2. 脚气肿痛,牙痛
用法用量	煎服,5~10g	煎服,3~6g。外用适量,泡汤漱口或煎汤洗脚或研末敷患处

【强化记忆】

1. 既能行气宽中,又能利水消肿的药物是:

A. 大腹皮

B. 青木香

C. 天仙藤

D. 川楝子

E. 甘松

2. 性味辛、甘,温。有理气止痛,开郁醒脾;外用祛湿消肿功效的药物是:

A. 大腹皮

B. 青木香

C. 天仙藤

D. 川楝子

E. 甘松

第十组 九香虫,刀豆,柿蒂

口诀

九香虫刀豆柿蒂,理气止痛止呃逆,
刀豆九香温肾阳,刀豆温中与下气。

中药	九香虫	刀豆	柿蒂
性味	咸,温。归肝、脾、肾经	甘,温。归胃、肾经	苦、涩,平。归胃经
功效	理气止痛,温肾助阳	温中,下气止呃,温肾助阳	降气止呃
应用	1. 胃寒胀痛,肝胃气痛 2. 肾虚阳痿,腰膝酸痛	1. 虚寒呃逆,呕吐 2. 肾虚腰痛	呃逆
用法用量	煎服,3~9g	煎服,6~9g	煎服,5~10g

【强化记忆】

1. 既能降逆止呃,又可温肾助阳的药物是:
A. 肉桂
B. 柿蒂
C. 刀豆
D. 九香虫
E. 荜茇

2. 性味咸,温。具有理气止痛,温肾助阳功效的药物是:
A. 肉桂
B. 柿蒂
C. 刀豆
D. 九香虫
E. 荜茇

第八章【强化记忆】参考答案

第一组:1. A 2. C 3. C 4. D
第二组:1. D 2. E 3. A 4. D
第三组:1. B 2. D 3. B

第四组:1. D 2. A 3. A
第五组:1. B 2. C
第六组:1. C 2. C
第七组:1. B 2. A
第八组:1. A 2. B
第九组:1. A 2. E
第十组:1. C 2. D

第九章 消食药

第一组 山楂，六神曲

口诀

山楂神曲同消食，神曲和胃调食积，
山楂化浊又降脂，行气祛瘀调泻痢。

中药	山楂	六神曲
性味	酸、甘，微温。归脾、胃、肝经	甘、辛，温。归脾、胃经
功效	消食健胃，行气散瘀，化浊降脂	消食和胃
应用	1. 肉食积滞，胃脘胀满，腹痛泄泻 2. 泻痢腹痛，疝气疼痛 3. 血瘀经闭痛经，产后瘀阻腹痛，心腹刺痛，胸痹心痛 4. 高脂血症	饮食积滞
用法用量	煎服，9~12g。生山楂、炒山楂偏于消食散瘀；焦山楂消食导滞作用增强，用于肉食积滞，泻痢不爽	煎服，6~15g。消食宜炒焦用
使用注意	脾胃虚弱而无积滞、胃酸分泌过多者慎用	

【强化记忆】

1. 消化油腻肉食积滞的要药是:
A. 山楂　　　　B. 麦芽　　　　C. 莱菔子
D. 鸡内金　　　E. 厚朴

2. 消食兼可解表的药物是:
A. 山楂　　　　B. 六神曲　　　C. 麦芽
D. 鸡矢藤　　　E. 阿魏

3. 山楂的性味是:
A. 辛、甘、酸,温　　B. 酸、苦,微温
C. 酸、甘,微温　　　D. 酸、苦,温
E. 酸、苦、咸,温

第二组　麦芽,稻芽

口诀

麦稻消食健胃脾,稻芽和中化滞积,
麦芽行气调肝胃,回乳消胀炒用宜。

中药	麦芽	稻芽
性味	甘,平。归脾、胃经	甘,温。归脾、胃经
功效	行气消食,健脾开胃,回乳消胀	消食和中,健脾开胃
应用	1. 食积不化,脘腹胀满,脾虚食少 2. 乳汁郁积,乳房胀痛,妇女断乳 3. 肝郁胁痛,肝胃气痛	食积不消,腹胀口臭,脾胃虚弱,不饥食少
用法用量	煎服,10~15g,回乳炒用60g。生麦芽健脾和胃,疏肝行气,用于脾虚食少,乳汁郁积;炒麦芽行气消食回乳,用于食积不消,妇女断乳;焦麦芽消食化滞,用于食积不消,脘腹胀痛	煎服,9~15g。炒稻芽偏于消食,用于不饥食少;焦稻芽善化积滞,用于积滞不化
使用注意	哺乳期妇女不宜使用	

【强化记忆】

1. 主治米面薯芋类积滞的药物是:
A. 神曲　　　　　　B. 麦芽　　　　　　C. 莱菔子
D. 鸡内金　　　　　E. 隔山消
2. 山楂主治:
3. 麦芽主治:
A. 食积兼血瘀胸痛
B. 食积兼外感表证
C. 食积兼肝郁胁痛
D. 食积兼胆结石
E. 食积兼咳喘胸闷

第三组 莱菔子,鸡内金

口诀

消食莱菔鸡内金,莱菔除胀降痰气,
内金疳积又健胃,涩精止遗通石淋。

中药	莱菔子	鸡内金
性味	辛、甘,平。归脾、胃、肺经	甘,平。归脾、胃、小肠、膀胱经
功效	消食除胀,降气化痰	健胃消食,涩精止遗,通淋化石
应用	1. 饮食停滞,脘腹胀痛,大便秘结,积滞泻痢 2. 痰壅气逆,喘咳痰多,胸闷食少	1. 食积不消,呕吐泻痢,小儿疳积 2. 遗精,遗尿 3. 石淋涩痛,胆胀胁痛
用法用量	煎服,5~12g。生用吐风痰,炒用消食下气化痰	煎服,3~10g;研末服,每次1.5~3g。研末服效果优于煎剂
使用注意	本品辛散耗气,故气虚及无食积、痰滞者慎用	脾虚无积滞者慎用

【强化记忆】

1. 食积气滞应首选的药物是:
A. 山楂　　　　　B. 稻芽　　　　　C. 莱菔子
D. 鸡内金　　　　E. 鸡矢藤
2. 临床可广泛用治各种食积及小儿疳积的药物是:
A. 山楂　　　　　B. 厚朴　　　　　C. 麦芽
D. 莱菔子　　　　E. 鸡内金
3. 下列有关鸡内金的描述,正确的是:
A. 性味甘平
B. 归脾、胃、小肠、膀胱经
C. 可化坚消石
D. 煎剂比研末服好
E. 脾虚无积滞者慎用

第九章【强化记忆】参考答案

第一组:1. A　2. B　3. C
第二组:1. B　2. A　3. C
第三组:1. C　2. E　3. ABCE

第十章 驱虫药

第一组 南瓜子,鹤草芽,苦楝皮

口诀

南瓜鹤芽苦楝皮,效并杀虫楝疗癣。

中药	南瓜子	鹤草芽	苦楝皮
性味	甘,平。归胃、大肠经	苦、涩,凉。归肝、小肠、大肠经	苦,寒;有毒。归肝、脾、胃经
功效	杀虫	杀虫	杀虫,疗癣
应用	绦虫病	绦虫病	1. 蛔虫病、蛲虫病,虫积腹痛 2. 疥癣瘙痒
用法用量	研粉,60~120g。冷开水调服	研粉吞服,每次30~45g,小儿0.7~0.8g/kg。每日1次,早起空腹服	煎服,3~6g。外用适量,研末,用猪脂调敷患处
使用注意		不宜入煎剂,因有效成分(鹤草酚)几乎不溶于水	本品有毒,不宜过量或持续久服,孕妇慎用;肝肾功能不正常者禁用

【强化记忆】
1. 下列药物中,何药具有疗癣的功效?
A. 使君子　　　B. 苦楝皮　　　C. 槟榔
D. 南瓜子　　　E. 鹤草芽

2. 鹤草芽研粉吞服的每日用量为:
A. 5~10g   B. 10~15g   C. 15~25g
D. 30~45g   E. 45~60g
3. 鹤草芽善治:
4. 南瓜子善治:
A. 蛔虫病   B. 绦虫病   C. 蛲虫病
D. 钩虫病   E. 姜片虫病

第二组 使君子,雷丸

口诀

使君雷丸共杀虫,消积善治小儿疳。

中药	使君子	雷丸
性味	甘,温。归脾、胃经	微苦,寒。归胃、大肠经
功效	杀虫消积	杀虫消积
应用	1. 蛔虫病,蛲虫病,虫积腹痛 2. 小儿疳积	1. 绦虫病,钩虫病,蛔虫病,虫积腹痛 2. 小儿疳积
用法用量	使君子 9~12g,捣碎入煎剂;使君子仁 6~9g,多入丸散或单用,作1~2 次分服。小儿每岁1~1.5 粒,炒香嚼服,1日总量不超过 20 粒	15~21g,不宜入煎剂,一般研粉服,1 次 5~7g,饭后用温开水调服,1日 3 次,连服 3 天
使用注意	大量服用可致呃逆、眩晕、呕吐、腹泻等反应。若与热茶同服,亦能引起呃逆、腹泻,故服用时忌饮热茶	因本品主要成分为一种蛋白水解酶(雷丸素),加热 60 ℃ 左右即易于破坏而失效,故不宜入煎剂,宜入丸散服

【强化记忆】

1. 下列药物中,最适用于小儿蛔虫病的药物是:
A. 使君子　　　B. 苦楝皮　　　C. 槟榔
D. 南瓜子　　　E. 鹤草芽
2. 南瓜子、鹤草芽均可用治:
3. 雷丸、鹤虱均可用治:
A. 绦虫病　　　B. 钩虫病
C. 两者均是　　D. 两者均非

第三组　槟榔,鹤虱,芜荑,榧子

口诀

槟榔鹤虱芜荑榧,杀虫消积效可追,
槟榔行气利水疟,榧咳便润燥润肺。

中药	槟榔	鹤虱
性味	苦、辛,温。归胃、大肠经	苦、辛,平;有小毒。归脾、胃经
功效	杀虫,消积,行气,利水,截疟	杀虫消积
应用	1. 绦虫病、蛔虫病、姜片虫病,虫积腹痛 2. 食积气滞,腹胀便秘,泻痢后重 3. 水肿,脚气肿痛 4. 疟疾	1. 蛔虫病、蛲虫病、绦虫病,虫积腹痛 2. 小儿疳积
用法用量	煎服,3~10g;驱绦虫、姜片虫30~60g。生用力佳,炒用力缓;焦槟榔功能消食导滞,用于食积不消,泻痢后重	煎服,3~9g
使用注意	脾虚便溏、气虚下陷者忌用;孕妇慎用	孕妇慎用

续表

中药	芜荑	榧子
性味	辛、苦,温。归脾、胃经	甘,平。归肺、胃、大肠经
功效	杀虫消积	杀虫消积,润肺止咳,润燥通便
应用	1. 虫积腹痛 2. 小儿疳积	1. 钩虫病,蛔虫病,绦虫病,虫积腹痛 2. 小儿疳积 3. 肺燥咳嗽 4. 肠燥便秘
用法用量	煎服,3~10g;入丸散,每次2~3g。外用适量,研末调敷	煎服,9~15g
使用注意	脾胃虚弱者慎用	大便溏薄者不宜用

【强化记忆】

1. 具有杀虫、消积、行气、利水、截疟功效的药物是:
A. 使君子 B. 苦楝皮 C. 槟榔
D. 雷丸 E. 鹤虱

2. 下列哪组药物常配伍治疗绦虫病?
A. 使君子、苦楝皮
B. 槟榔、南瓜子
C. 鹤草芽、雷丸
D. 鹤虱、榧子
E. 芜荑、槟榔

3. 驱虫病中,何药兼有润肠通便、润肺止咳的功效?
A. 鹤草芽 B. 雷丸 C. 鹤虱
D. 榧子 E. 芜荑

4. 槟榔具有的功效是:

5. 鹤虱具有的功效是:

A. 杀虫消积　　　B. 行气利水
C. 两者均是　　　D. 两者均非

第十章【强化记忆】参考答案

第一组:1. B 2. D 3. B 4. B
第二组:1. A 2. A 3. C
第三组:1. C 2. B 3. D 4. C 5. A

第十一章 止血药

（一）凉血止血药

第一组 小蓟，大蓟，地榆

口诀

大小二蓟加地榆，凉血止血解毒奇，
二蓟散瘀消痈佳，地榆敛疮生用宜。

中药	小蓟	大蓟	地榆
性味	甘、苦，凉。归心、肝经	甘、苦，凉。归心、肝经	苦、酸、涩，微寒。归肝、大肠经
功效	凉血止血，散瘀解毒消痈	凉血止血，散瘀解毒消痈	凉血止血，解毒敛疮
应用	1. 血热吐血、衄血、尿血、血淋、便血、崩漏，外伤出血 2. 痈肿疮毒	1. 血热吐血、衄血、尿血、血淋、便血、崩漏，外伤出血 2. 痈肿疮毒	1. 血热便血，痔血，血痢，崩漏 2. 水火烫伤，痈肿疮毒，湿疹
用法用量	煎服，5~12g；鲜品加倍。外用适量，捣敷患处	煎服，9~15g，鲜品可用30~60g；外用适量，捣敷患处。大蓟炭性味苦、涩、凉，作用偏于凉血止血，主治衄血、吐血、尿血、便血、崩漏、外伤出血	煎服，9~15g。外用适量，研末涂敷患处。止血多炒炭用，解毒敛疮多生用

续表

使用注意			本品性寒酸涩,凡虚寒性出血或有瘀者慎用。对于大面积烧烫伤病人,不宜使用地榆制剂外涂,以防其所含鞣质被大量吸收而引起中毒性肝炎

【强化记忆】

1. 在下列药物中,既能凉血止血,又能解毒敛疮的是:
A. 大蓟　　　　B. 地榆　　　　C. 侧柏叶
D. 白茅根　　　E. 苎麻根

2. 功能凉血止血,尤善治尿血、血淋的药物是:
A. 大蓟　　　　B. 小蓟　　　　C. 侧柏叶
D. 槐花　　　　E. 地榆

3. 小蓟,大蓟和地榆共同的归经是:
A. 肝　　　　　B. 肾　　　　　C. 心包
D. 肺　　　　　E. 胃

第二组　槐花,侧柏叶

> 口诀
>
> 凉止血侧柏槐花,槐花清肝泻火夸,
> 肺热侧柏化痰咳,脱发早白生乌发。

中药	槐花	侧柏叶
性味	苦,微寒。归肝、大肠经	苦、涩,寒。归肺、肝、脾经
功效	凉血止血,清肝泻火	凉血止血,化痰止咳,生发乌发

续表

应用	1. 血热便血,痔血,血痢,崩漏,吐血,衄血 2. 肝热目赤,头痛眩晕	1. 吐血,衄血,咳血,便血,崩漏下血 2. 肺热咳嗽,咯痰黄稠 3. 血热脱发,须发早白
用法用量	煎服,5~10g。外用适量。止血多炒炭用,清热泻火宜生用	煎服,6~12g。外用适量。止血多炒炭用,化痰止咳宜生用
使用注意	脾胃虚寒及阴虚发热而无实火者慎用	

【强化记忆】

1. 既能凉血止血,又能收敛止血的药物是:
   A. 大蓟　　　　B. 白及　　　　C. 侧柏叶
   D. 仙鹤草　　　E. 白茅根
2. 治疗血热所致之痔血、便血,宜首选:
   A. 小蓟　　　　B. 艾叶　　　　C. 槐花
   D. 灶心土　　　E. 白及
3. 在下列药物中,能清肝泻火的药物是:
   A. 白茅根　　　B. 侧柏叶　　　C. 槐花
   D. 炮姜　　　　E. 灶心土
4. 槐花善治:
5. 侧柏叶善治:
   A. 肝热目赤　　B. 胎热不安　　C. 手足皲裂
   D. 须发早白　　E. 胃热呕吐

第三组　白茅根,苎麻根,羊蹄

口诀

白茅苎麻根羊蹄,凉血止血茅尿利,
苎麻安胎清热解,杀虫通便羊蹄俱。

中药	白茅根	苎麻根	羊蹄
性味	甘,寒。归肺、胃、膀胱经	甘,寒。归心、肝经	苦、涩,寒。归心、肝、大肠经
功效	凉血止血,清热利尿	凉血止血,安胎,清热解毒	凉血止血,解毒杀虫,泻下通便
应用	1. 血热咳血,吐血,衄血,尿血 2. 热病烦渴,肺热咳嗽,胃热呕吐 3. 湿热黄疸,水肿尿少,热淋涩痛	1. 血热出血 2. 热盛胎动不安,胎漏下血 3. 痈肿疮毒	1. 血热出血 2. 疥癣,疮疡,烧烫伤 3. 热结便秘
用法用量	煎服,9~30g。鲜品加倍。止血多炒炭用,清热利尿宜生用	煎服,10~30g。外用适量,煎汤外洗,或捣敷	煎服,10~15g;鲜品30~50g,也可绞汁去渣服用;外用适量

【强化记忆】

1. 止血药中,能清肺胃热的药物是:
A. 白茅根　　　　B. 小蓟　　　　C. 槐花
D. 紫珠　　　　　E. 地榆
2. 下列哪项不是白茅根的主治病证?
A. 尿血　　　　　B. 目赤　　　　C. 血淋
D. 黄疸　　　　　E. 水肿
3. 既能凉血止血,又能解毒杀虫的药物是:
A. 羊蹄　　　　　B. 小蓟　　　　C. 大蓟
D. 苎麻根　　　　E. 地榆
4. 苎麻根具有的功效是:
5. 槐花具有的功效是:
A. 凉血止血,解毒敛疮
B. 凉血止血,清肝泻火

C. 凉血止血,清热解毒
D. 凉血止血,化痰止咳
E. 凉血止血,清热安胎

(二) 化瘀止血药

第一组　三七,茜草,蒲黄

口诀

三七蒲黄茜瘀同,三七定痛与消肿,
凉血通经用茜草,蒲黄利尿通淋功。

中药	三七	茜草	蒲黄
性味	甘、微苦,温。归肝、胃经	苦,寒。归肝经	甘,平。归肝、心包经
功效	散瘀止血,消肿定痛	凉血,祛瘀,止血,通经	止血,化瘀,利尿通淋
应用	1. 咳血,吐血,衄血,便血,尿血,崩漏,外伤出血 2. 血滞胸腹痛,跌仆肿痛	1. 吐血,衄血,崩漏,外伤出血 2. 瘀阻经闭,风湿痹痛,跌仆肿痛	1. 吐血,衄血,咳血,崩漏,外伤出血 2. 血滞经闭痛经、胸腹刺痛,跌仆肿痛 3. 血淋涩痛
用法用量	煎服,3~9g;研末吞服,1次1~3g。外用适量	煎服,6~10g。止血炒炭用,活血通经生用或酒炒用	煎服,5~10g,包煎。外用适量,敷患处。止血多炒炭用,化瘀、利尿多生用
使用注意	孕妇慎用。阴虚血热之出血不宜单用	孕妇慎用	孕妇慎用

【强化记忆】

1. 治疗血热夹瘀的出血证,宜选用:
A. 地榆　　　　　B. 艾叶　　　　　C. 仙鹤草
D. 茜草　　　　　E. 降香

2. 蒲黄入汤剂宜:
A. 先煎　　　　　B. 后下　　　　　C. 包煎
D. 烊化　　　　　E. 另煎

3. 素有伤科要药之称的药物是:
A. 大蓟　　　　　B. 艾叶　　　　　C. 三七
D. 花蕊石　　　　E. 棕榈炭

4. 三七研末吞服,常用量是:
A. 3~10g　　　　 B. 10~15g　　　　C. 30~60g
D. 1~1.5g　　　　E. 15~30g

第二组　花蕊石,降香

口诀

花蕊降香化瘀血,降香还可理气痛。

中药	花蕊石	降香
性味	酸、涩,平。归肝经	辛,温。归肝,脾经
功效	化瘀止血	化瘀止血,理气止痛
应用	1. 咳血,吐血,外伤出血 2. 跌仆伤痛	1. 肝郁胁痛,胸痹刺痛,跌仆伤痛 2. 吐血,衄血,外伤出血 3. 秽浊内阻,呕吐腹痛
用法用量	4.5~9g,多研末吞服。外用适量,研末外掺或调敷	煎服,9~15g,后下。外用适量,研细末敷患处
使用注意	孕妇慎用	

【强化记忆】

1. 降香的功效是：

A. 凉血止血　　B. 温中止血　　C. 化瘀止血

D. 温经止血　　E. 收敛止血

2. 三七具有的功效是：

3. 降香具有的功效是：

A. 化瘀止血　　B. 理气止痛

C. 两者均是　　D. 两者均非

（三）收敛止血药

第一组　白及，仙鹤草，紫珠叶

> **口诀**
>
> 白及仙鹤紫珠叶，功效收敛又止血，
> 白及消肿又生肌，仙鹤补虚疟痢毒，
> 紫珠凉血散瘀显，解毒消肿烫伤也。

中药	白及	仙鹤草	紫珠叶
性味	苦、甘、涩，微寒。归肺、胃、肝经。	苦、涩，平。归心、肝经	苦、涩，凉。归肝、肺、胃经
功效	收敛止血，消肿生肌	收敛止血，截疟，止痢，解毒，补虚	凉血收敛止血，散瘀解毒消肿
应用	1. 咳血，吐血，外伤出血 2. 疮疡肿毒，皮肤皲裂，烧烫伤	1. 咳血，吐血，尿血，便血，崩漏下血 2. 疟疾寒热 3. 血痢，久泻久痢 4. 痈肿疮毒 5. 阴痒带下 6. 脱力劳伤	1. 衄血，咳血，吐血，便血，崩漏，外伤出血 2. 热毒疮疡，水火烫伤

续表

用法用量	煎服，6~15g；研末吞服3~6g。外用适量	煎服，6~12g。外用适量	煎服，3~15g；研末吞服1.5~3g。外用适量，敷于患处
使用注意	不宜与川乌、制川乌、草乌、制草乌、附子同用		

【强化记忆】

1. 治疗肺胃出血，宜首选：
A. 槐花 B. 小蓟 C. 地榆
D. 白及 E. 白茅根

2. 既能收敛止血，又兼能补虚的药物是：
A. 三七 B. 仙鹤草 C. 白及
D. 炮姜 E. 艾叶

3. 艾叶善治：

4. 白及善治：
A. 尿血血淋
B. 便血痔血
C. 崩漏下血
D. 吐血咯血
E. 外伤出血

5. 仙鹤草的功效是：
A. 收敛止血 B. 补虚 C. 止痢
D. 清热解毒 E. 截疟

6. 白及常用治：
A. 肺胃出血
B. 痈肿疮疡
C. 水火烫伤
D. 手足皲裂
E. 疟疾寒热

第二组 棕榈炭,藕节,血余炭

> **口诀**
>
> 藕节棕榈和血余,诸炭收敛以止血,
> 利尿可用血余炭,藕节血余可化瘀。

中药	棕榈炭	藕节	血余炭
性味	苦、涩,平。归肝、肺、大肠经	甘、涩,平。归肝、肺、胃经	苦,平。归肝、胃经
功效	收敛止血	收敛止血,化瘀	收敛止血,化瘀,利尿
应用	吐血,衄血,尿血,便血,崩漏	吐血,咳血,衄血,尿血,崩漏	1. 吐血,咳血,衄血,血淋,尿血,便血,崩漏,外伤出血 2. 小便不利
用法用量	煎服,3~9g	煎服,9~15g	煎服,5~10g。外用适量
使用注意	出血兼有瘀滞者不宜使用		

【强化记忆】
1. 棕榈炭具有的功效是:
2. 藕节具有的功效是:
A. 凉血止血
B. 收敛止血
C. 化瘀
D. 两者均非
3. 血余炭与藕节的功效共同点是:
A. 凉血止血
B. 收敛止血

C. 清热利尿
D. 清热解毒
E. 化瘀

(四) 温经止血药

艾叶, 炮姜, 灶心土

> **口诀**
>
> 灶心土艾叶炮姜, 温经止血寒痛良,
> 温中姜灶呕泻土, 艾叶经胎外湿痒。

中药	艾叶	炮姜	灶心土
性味	辛, 苦, 温; 有小毒。归肝、脾、肾经	辛, 热。归脾、胃、肾经	辛, 温。归脾、胃经
功效	温经止血, 散寒止痛, 调经, 安胎; 外用祛湿止痒	温经止血, 温中止痛	温中止血, 止呕, 止泻
应用	1. 虚寒性吐血, 衄血, 崩漏, 月经过多 2. 少腹冷痛, 经寒不调, 宫冷不孕, 脘腹冷痛 3. 胎动不安, 胎漏下血 4. 皮肤瘙痒	1. 阳虚失血, 吐衄崩漏 2. 脾胃虚寒, 腹痛吐泻	1. 虚寒性出血 2. 胃寒呕吐 3. 脾虚久泻
用法用量	煎服, 3~9g。外用适量, 供灸治或熏洗用。醋艾炭温经止血, 用于虚寒性出血; 其余生用	煎服, 3~9g	煎服, 15~30g, 布包先煎; 或60~120g, 煎汤代水

【强化记忆】

1. 治疗虚寒性崩漏下血宜首选:
A. 地榆
B. 槐花
C. 灶心土
D. 炮姜
E. 艾叶

2. 既能温中止血,又可治疗胃寒呕吐、脾虚久泻的药物是:
A. 艾叶
B. 仙鹤草
C. 降香
D. 灶心土
E. 生姜

3. 止血药中有小毒的药物是:
A. 三七
B. 蒲黄
C. 花蕊石
D. 艾叶
E. 檵木

4. 三七、仙鹤草都具有的功效是:
5. 血余炭、蒲黄都具有的功效是:
A. 止血,利尿
B. 止血,解毒
C. 止血,安胎
D. 止血,调经
E. 止血,补虚

第十一章【强化记忆】参考答案

(一) 凉血止血药
第一组:1. B 2. B 3. A

第二组:1. C 2. C 3. C 4. A 5. D
第三组:1. A 2. B 3. A 4. C 5. B
(二) 化瘀止血药
第一组:1. D 2. C 3. C 4. D
第二组:1. C 2. A 3. C
(三) 收敛止血药
第一组:1. D 2. B 3. C 4. D 5. ABCE 6. ABCD
第二组:1. B 2. BC 3. BE
(四) 温经止血药
1. E 2. D 3. D 4. E 5. A

第十二章

活血化瘀药

（一）活血止痛药

第一组 延胡索,川芎

口诀

延芎活血气止痛,川芎再加祛风功。

中药	延胡索	川芎
性味	辛、苦,温。归肝、脾、心经	辛,温。归肝、胆、心包经
功效	活血,行气,止痛	活血行气,祛风止痛
应用	气血瘀滞,胸胁、脘腹疼痛,胸痹心痛,经闭痛经,产后瘀阻,跌仆肿痛	1. 血瘀气滞,胸痹心痛,胸胁刺痛,跌仆肿痛,月经不调,经闭痛经,癥瘕腹痛 2. 头痛 3. 风湿痹痛
用法用量	煎服,3~10g;研末服,每次 1.5~3g。醋制可加强止痛之功	煎服,3~10g
使用注意		本品辛温升散,凡阴虚阳亢之头痛,阴虚火旺、舌红口干,多汗,月经过多及出血性疾病,不宜使用。孕妇慎用

【强化记忆】

1. 下列药物中,性善"上行头目",为治头痛的要药是:

A. 羌活 B. 川芎 C. 细辛
D. 白芷 E. 吴茱萸

2. "行血中气滞,气中血滞,专治一身上下诸痛"的药物是:

A. 川芎 B. 郁金 C. 延胡索
D. 姜黄 E. 乳香

3. 川芎的功效是:

A. 活血行气,祛风止痛
B. 活血行气,祛湿止痛
C. 活血止血,祛风止痛
D. 活血行气,通经止痛

第二组 姜黄,郁金

口诀

姜郁活血气止痛,姜黄亦有通经功,
郁清心凉血解郁,利胆退黄功效通。

中药	姜黄	郁金
性味	辛、苦,温。归肝、脾经	辛、苦,寒;归肝、胆、心、肺经
功效	活血行气,通经止痛	活血止痛,行气解郁,清心凉血,利胆退黄
应用	1. 气滞血瘀,胸胁刺痛,胸痹心痛,痛经经闭,癥瘕,跌仆肿痛 2. 风湿肩臂疼痛	1. 气滞血瘀,胸胁刺痛,胸痹心痛,月经不调,经闭痛经,乳房胀痛 2. 热病神昏,癫痫发狂 3. 血热吐衄,妇女倒经 4. 肝胆湿热,黄疸尿赤,胆胀胁痛
用法用量	煎服,3~10g,外用适量	煎服,3~10g
使用注意	孕妇慎用	不宜与丁香、母丁香同用

【强化记忆】

1. 郁金的归经是:
A. 归心、脾经
B. 归心、肝、脾经
C. 归肝、胆、脾经
D. 归肝、脾经
E. 归肝、胆、心经

2. 姜黄的性味是:
A. 辛、苦,温　　B. 辛、苦,寒　　C. 辛、甘,温
D. 辛、咸,温　　E. 辛、酸,温

3. 具有活血行气、通经止痛作用,长于行肢臂而除痹痛的药物是:
A. 丹参　　　　B. 姜黄　　　　C. 乳香
D. 红花　　　　E. 川芎

4. 郁金的功效是:

5. 姜黄的功效是:
A. 既能活血行气,又能祛风止痒
B. 既能活血行气,又能利胆退黄
C. 既能活血行气,又能通经止痛
D. 既能活血行气,又能清心凉血
E. 既能活血行气,又能消肿解毒

第三组　莪术,三棱

口诀

莪棱同能破血气,又兼止痛和消积,
棱偏破血莪破气,临床应用常相须。

中药	莪术	三棱
性味	辛、苦,温。归肝、脾经	辛、苦,平。归肝、脾经
功效	破血行气,消积止痛	破血行气,消积止痛

续表

应用	1. 癥瘕痞块,瘀血经闭,胸痹心痛 2. 食积气滞,脘腹胀痛	三棱所主治的病证与莪术相同,二者常相须为用。但三棱偏于破血,莪术偏于破气
用法用量	煎服,6~9g。醋制后可加强祛瘀止痛作用	煎服,5~10g。醋制后可加强祛瘀止痛作用
使用注意	孕妇及月经过多者禁用	孕妇及月经过多者禁用。不宜与芒硝、玄明粉同用

【强化记忆】

1. 莪术的性味是:
A. 辛、苦,温　　B. 甘、咸,温
C. 苦、辛,平　　D. 咸,微寒
E. 苦,微寒
2. 没药具有的功效是:
3. 三棱具有的功效是:
A. 活血止痛　　B. 消肿生肌
C. 两者均是　　D. 两者均非

第四组　乳香,没药

口诀

乳没定痛消肿肌,乳香活血没散瘀。

中药	乳香	没药
性味	辛、苦,温。归心、肝、脾经	辛、苦,平。归心、肝、脾经
功效	活血定痛,消肿生肌	散瘀定痛,消肿生肌

续表

应用	1. 跌打损伤,痈肿疮疡 2. 气滞血瘀,胸痹心痛,胃脘疼痛,痛经经闭,产后瘀阻,癥瘕腹痛,风湿痹痛,筋脉拘挛	没药的功效主治与乳香相似,常与乳香相须为用,治疗跌打损伤、瘀滞疼痛,痈疽肿痛,疮疡溃后久不收口以及多种瘀滞痛证。二者的区别在于,乳香偏于行气、伸筋,治疗痹证多用;没药偏于散血化瘀,治疗血瘀气滞较重之胃痛多用
用法用量	煎汤或入丸、散,3~5g,宜炮制去油。外用适量,研末调敷	3~5g,炮制去油,多入丸散用。外用适量
使用注意	孕妇及胃弱者慎用	孕妇及胃弱者慎用

【强化记忆】

1. 乳香、没药的功效是:
2. 姜黄的功效是:
A. 既能活血行气,又能祛风止痒
B. 既能活血行气,又能消肿生肌
C. 既能活血行气,又能通经止痛
D. 既能活血行气,又能清心凉血
E. 既能活血行气,又能消肿解毒
3. 血竭能:
4. 乳香能:
A. 解毒生肌   B. 托毒生肌   C. 消肿生肌
D. 敛疮生肌   E. 养血生肌

第五组 五灵脂,血竭

口诀

灵竭活瘀止血痛,竭加生肌敛疮功。

中药	五灵脂	血竭
性味	苦、咸、甘、温。归肝经	甘、咸,平。归心、肝经
功效	活血止痛,化瘀止血	活血定痛,化瘀止血,生肌敛疮
应用	1. 瘀血阻滞诸痛证 2. 瘀滞出血证	1. 跌打损伤,心腹瘀痛 2. 外伤出血 3. 疮疡不敛
用法用量	煎服,3~10g,包煎	研末服,1~2g,或入丸剂。外用研末撒或入膏药用
使用注意	孕妇慎用。不宜与人参同用	孕妇慎用。月经期不宜服用

【强化记忆】

1. 入汤剂宜包煎的药物是:
A. 红花　　　　B. 月季花　　　　C. 马钱子
D. 五灵脂　　　E. 骨碎补
2. 血竭常用治:
3. 五灵脂常用治:
A. 外伤出血,跌打伤痛
B. 疮疡久溃不敛
C. 两者均是
D. 两者均非

(二) 活血调经药

第一组　丹参,红花

> 口诀
>
> 丹红活瘀通经痛,丹清心烦凉血痛。

中药	丹参	红花
性味	苦,微寒。归心、肝经	辛,温。归心、肝经
功效	活血祛瘀,通经止痛,清心除烦,凉血消痈	活血通经,散瘀止痛
应用	1. 瘀血阻滞之月经不调,痛经经闭,产后腹痛 2. 血瘀胸痹心痛,脘腹胁痛,癥瘕积聚,跌打损伤,热痹疼痛 3. 疮痈肿痛 4. 心烦不眠	1. 瘀血阻滞之经闭,痛经,恶露不行 2. 瘀滞腹痛,胸痹心痛,胸胁刺痛,癥瘕痞块 3. 跌仆损伤,疮疡肿痛 4. 热郁血瘀,斑疹色暗
用法用量	煎服,10~15g。活血化瘀宜酒炙用	煎服,3~10g
使用注意	不宜与藜芦同用	孕妇慎用;有出血倾向者不宜多用

【强化记忆】

1. 既能活血,又能凉血,并能养血的药物是:
A. 丹参　　　　B. 大黄　　　　C. 鸡血藤
D. 郁金　　　　E. 生地黄
2. 益母草、泽兰皆具有的功效是:
3. 丹参、红花皆具有的功效是:
A. 既能活血通经,又能利水消肿
B. 既能活血调经,又能通络止痛
C. 既能活血通经,又能消散痈肿
D. 既能活血调经,又能祛瘀止痛
E. 既能活血调经,又能补益肝肾

第二组　桃仁,牛膝

口诀

膝补肝肾又强筋,膝利尿淋引血行,
桃仁牛膝同祛瘀,桃止咳喘通便灵。

中药	桃仁	牛膝
性味	苦、甘,平。归心、肝、大肠经	苦、甘、酸,平。归肝、肾经
功效	活血祛瘀,润肠通便,止咳平喘	逐瘀通经,补肝肾,强筋骨,利尿通淋,引血下行
应用	1. 瘀血阻滞之经闭痛经,产后腹痛,癥瘕痞块,跌仆损伤 2. 肺痈,肠痈 3. 肠燥便秘 4. 咳嗽气喘	1. 瘀血阻滞之经闭,痛经,胞衣不下 2. 跌仆伤痛 3. 腰膝酸痛,筋骨无力 4. 淋证,水肿,小便不利 5. 气火上逆之吐血衄血、牙痛口疮,阴虚阳亢之头痛眩晕
用法用量	煎服,5~10g	煎服,5~12g。活血通经、利尿通淋、引血(火)下行宜生用,补肝肾、强筋骨宜酒炙用
使用注意	孕妇及便溏者慎用	孕妇慎用

【强化记忆】

1. 桃仁既能活血祛瘀,又能润肠通便,并能:
A. 行气止痛　　B. 止咳平喘　　C. 利水消肿
D. 凉血消痈　　E. 化瘀止血
2. 牛膝具有的功能是:
3. 桃仁具有的功能是:
A. 活血调经　　B. 疏肝解郁
C. 两者均是　　D. 两者均非

第三组　月季花,凌霄花

月季凌霄活血经,季解郁霄血风拼。

中药	月季花	凌霄花
性味	甘,温。归肝经	甘、酸,寒。归肝、心包经
功效	活血调经,疏肝解郁	活血通经,凉血祛风
应用	气滞血瘀,月经不调,痛经,闭经,胸胁胀痛	1. 血滞经闭,月经不调,癥瘕,产后乳肿,跌打损伤 2. 风疹发红,皮肤瘙痒,痤疮
用法用量	煎服,3~6g	煎服,5~9g。外用适量
使用注意	用量不宜过大,多服久服可引起腹痛腹泻及便溏。孕妇慎用	孕妇慎用

【强化记忆】

1. 可活血调经,疏肝解郁,消肿解毒的药物是:
A. 川芎　　　　　B. 郁金　　　　　C. 丹参
D. 月季花　　　　E. 王不留行

2. 具破瘀通经,凉血祛风功效的药物是:
A. 三棱　　　　　B. 莪术　　　　　C. 凌霄花
D. 土鳖虫　　　　E. 虎杖

第四组　益母草,泽兰

口诀

益兰活经利水肿,益清毒兰祛瘀痈。

中药	益母草	泽兰
性味	苦、辛,微寒。归肝、心包、膀胱经	苦、辛,微温。归肝、脾经
功效	活血调经,利尿消肿,清热解毒	活血调经,祛瘀消痈,利水消肿

续表

应用	1. 瘀滞月经不调,痛经经闭,恶露不尽 2. 水肿尿少 3. 跌打损伤,疮痈肿毒	1. 血瘀月经不调,经闭痛经,产后瘀阻腹痛 2. 跌打伤痛,疮痈肿毒 3. 水肿,腹水
用法用量	煎服,9~30g;鲜品 12~40g	煎服,6~12g
使用注意	孕妇慎用	

【强化记忆】

1. 益母草、泽兰皆具有的功效是:
2. 丹参、红花皆具有的功效是:
A. 既能活血通经,又能利水消肿
B. 既能活血调经,又能通络止痛
C. 既能活血通经,又能消散痈肿
D. 既能活血调经,又能祛瘀止痛
E. 既能活血调经,又能补益肝肾
3. 益母草、泽兰共同的归经是:
A. 肝　　　　　B. 心包　　　　　C. 胃
D. 脾　　　　　E. 脾
4. 泽兰具有的功效是:
5. 益母草具有的功效是:
A. 活血调经　　B. 利水消肿
C. 两者均是　　D. 两者均非
6. 益母草与泽兰的共同功效是:
A. 清热解毒　　B. 疏肝解郁　　　C. 活血调经
D. 利水消肿　　E. 祛瘀消痈

第五组 鸡血藤,王不留行

> 口诀
>
> 鸡王活血又通经,鸡补血止痛舒筋,
> 王能下乳加消肿,又可利尿和通淋。

中药	鸡血藤	王不留行
性味	苦、甘、温。归肝、肾经	苦、平。归肝、胃经
功效	活血补血,调经止痛,舒筋活络	活血通经,下乳消肿,利尿通淋
应用	1. 月经不调,痛经,闭经 2. 风湿痹痛,肢体麻木,血虚萎黄	1. 血瘀经闭,痛经,难产 2. 产后乳汁不下,乳痈肿痛 3. 淋证涩痛
用法用量	煎服,9~15g	煎服,5~10g
使用注意		孕妇慎用

【强化记忆】

1. 既能活血调经,又能补血调经的药物是:
A. 红花　　　　B. 益母草　　　C. 丹参
D. 鸡血藤　　　E. 桃仁

2. 王不留行的功效是:
A. 活血通经　　B. 下乳消肿　　C. 利尿通淋
D. 健脾祛湿　　E. 行气止痛

(三) 活血疗伤药

第一组　土鳖虫,自然铜

> **口诀**
>
> 鳖铜散瘀续筋骨,鳖能破血铜止痛。

中药	土鳖虫	自然铜
性味	咸,寒;有小毒。归肝经	辛,平。归肝经
功效	破血逐瘀,续筋接骨	散瘀止痛,续筋接骨

续表

应用	1. 跌打损伤,筋伤骨折 2. 血瘀经闭,产后瘀阻腹痛,癥瘕痞块	跌打损伤,筋骨折伤,瘀肿疼痛
用法用量	煎服,3~10g	3~9g,多入丸散服,若入煎剂宜先煎。外用适量
使用注意	孕妇禁用	孕妇慎用。不宜久服

【强化记忆】

1. 长于促进骨折愈合的药物是:
A. 骨碎补
B. 血竭
C. 刘寄奴
D. 土鳖虫
E. 自然铜
2. 三棱、莪术的适应证为:
3. 土鳖虫的适应证为:
A. 既治癥瘕积聚,又治食积腹痛
B. 既治癥瘕积聚,又治风湿痹痛
C. 既治癥瘕积聚,又治痈疽疮毒
D. 既治癥瘕积聚,又治骨折筋伤
E. 既治癥瘕积聚,又治风疹皮癣

第二组 马钱子,苏木

口诀

马苏消肿又止痛,马散结苏活血瘀。

中药	马钱子	苏木
性味	苦,温;有大毒。归肝、脾经	甘、咸,平。归心、肝、脾经

续表

功效	通络止痛,散结消肿	活血祛瘀,消肿止痛
应用	1. 跌打损伤,骨折肿痛 2. 风湿顽痹,麻木瘫痪	1. 跌打损伤,骨折筋伤,瘀滞肿痛 2. 血滞经闭痛经,产后瘀阻,胸腹刺痛,痈疽肿痛
用法用量	0.3~0.6g,炮制后入丸散用	煎服,3~9g
使用注意	孕妇禁用;不宜多服久服及生用;运动员慎用;有毒成分能经皮肤吸收,外用不宜大面积涂敷	孕妇慎用

【强化记忆】

1. 性味苦,温;有大毒。具有通络止痛,散结消肿作用的药物是:
A. 柴胡　　　　　B. 泽兰　　　　　C. 苏木
D. 马钱子　　　　E. 川乌

2. 苏木的作用包括:
A. 活血祛瘀
B. 行气活血
C. 化痰散结
D. 利水消肿
E. 消肿止痛

第三组　骨碎补,儿茶,刘寄奴

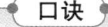

骨儿刘活血伤痛,骨碎补肾祛斑风。
儿肌血湿疮肺痰,寄奴化积瘀经通。

中药	骨碎补	儿茶	刘寄奴
性味	苦,温。归肝、肾经	苦,涩,微寒。归心、肺经	苦,温。归心、肝、脾经
功效	活血疗伤止痛,补肾强骨;外用消风祛斑	活血止痛,止血生肌,收湿敛疮,清肺化痰	散瘀止痛,疗伤止血,破血通经,消食化积
应用	1. 跌仆闪挫,筋骨折伤 2. 肾虚腰痛,筋骨痿软,耳鸣耳聋,牙齿松动,久泻 3. 斑秃,白癜风	1. 跌仆伤痛 2. 外伤出血,吐血衄血 3. 疮疡不敛,湿疹,湿疮,牙疳,下疳,痔疮 4. 肺热咳嗽	1. 跌打损伤,瘀滞肿痛,外伤出血 2. 血瘀经闭,产后瘀滞腹痛 3. 食积腹痛,赤白痢疾
用法用量	煎服,3~9g。外用适量,研末调敷,亦可浸酒擦患处	煎服,1~3g,包煎;多入丸散服。外用适量	煎服,3~10g。外用适量,研末撒或调敷,亦可鲜品捣烂外敷
使用注意	孕妇及阴虚火旺、血虚风燥者慎用		孕妇慎用

【强化记忆】

1. 刘寄奴既能散瘀止血,又能疗伤止痛,并能:

A. 破血通经

B. 敛疮生肌

C. 补肾强骨

D. 利水通淋

E. 通络散结

2. 骨碎补的功效是:

A. 散瘀止痛,接骨疗伤

B. 活血疗伤,祛瘀通经

C. 活血续伤,补肾强骨

D. 祛风湿,强筋骨,止血

E. 活血定痛,化瘀止血
3. 儿茶入汤剂宜:
A. 先煎　　　B. 后下　　　C. 包煎
D. 冲服　　　E. 烊化兑服
4. 血竭常用治:
5. 儿茶常用治:
A. 外伤出血,跌仆伤痛
B. 疮疡久溃不敛
C. 两者均是
D. 两者均非

(四) 破血消癥药

第一组　水蛭,虻虫,斑蝥

口诀

蛭虻蝥破血瘀癥,蛭经虻积蝥毒疮。

中药	水蛭	虻虫	斑蝥
性味	咸、苦、平;有小毒。归肝经	苦,微寒;有小毒。归肝经	辛,热;有大毒。归肝、胃、肾经
功效	破血通经,逐瘀消癥	破血逐瘀,消癥散积	破血逐瘀,散结消癥,攻毒蚀疮
应用	1. 血瘀经闭,癥瘕痞块 2. 中风偏瘫,跌打损伤,瘀滞心腹疼痛	1. 血瘀经闭,癥瘕痞块 2. 跌打损伤,瘀滞肿痛	1. 癥瘕、瘀滞经闭 2. 顽癣,赘疣,瘰疬,痈疽不溃,恶疮死肌
用法用量	煎服,1~3g	煎服,1~1.5g;研末服,0.3g	内服,0.03~0.06g,炮制后多入丸散用。外用适量,研末或浸酒、醋,或制油膏涂敷患处,不宜大面积用

续表

使用注意	孕妇及月经过多者禁用	孕妇禁用。体虚无瘀、腹泻者不宜使用	本品有大毒,内服宜慎,孕妇禁用。外用对皮肤、黏膜有很强的刺激作用,能引起皮肤发红、灼热、起泡,甚至腐烂,故不宜久敷和大面积使用

【强化记忆】

1. 水蛭、虻虫的共同功效是:

A. 利尿通淋　　　B. 活血调经　　　C. 破血逐瘀

D. 散结消癥　　　E. 通经下乳

2. 水蛭研末内服的剂量是:

3. 血竭研末内服的剂量是:

A. 0.03~0.06g　　B. 0.3~0.5g　　　C. 0.3~0.6g

D. 1~2g　　　　　E. 2~5g

4. 斑蝥的用量为:

A. 0.01~0.05g　　B. 0.03~0.06g　　C. 0.1~0.5g

D. 0.5~1g　　　　E. 1.5~3g

第二组 穿山甲,(王不留行)

口诀

穿山甲,王不留,活血通经乳长流。

甲消癥脓搜风络,留行消痈利尿淋。

中药	穿山甲
性味	咸,微寒。归肝、胃经
功效	活血消癥,通经下乳,消肿排脓,搜风通络

续表

应用	1. 血滞经闭,癥瘕 2. 产后乳汁不通 3. 痈肿疮毒,瘰疬 4. 风湿痹痛,中风瘫痪,麻木拘挛
用法用量	煎服,5~10g,一般炮制后用
使用注意	孕妇慎用;痈肿已溃者忌用

【强化记忆】

1. 穿山甲可用于治疗:
A. 风湿痹痛　　　B. 产后乳汁不下
C. 癥瘕　　　　　D. 肾虚腰痛
E. 血淋、尿血

2. 具有活血消癥,通经下乳,消肿排脓,搜风通络功效的药物是:
A. 王不留行　　B. 走马胎　　　C. 鹰不泊
D. 穿山甲　　　E. 络石藤

第十二章【强化记忆】参考答案

(一) 活血止痛药
第一组:1. B　2. C　3. A
第二组:1. E　2. A　3. B　4. B　5. C
第三组:1. A　2. C　3. D
第四组:1. B　2. C　3. D　4. C
第五组:1. D　2. C　3. D

(二) 活血调经药
第一组:1. A　2. A　3. D
第二组:1. B　2. D　3. A
第三组:1. D　2. C
第四组:1. A　2. D　3. A　4. C　5. C　6. CD

第五组:1.D 2.ABC
(三)活血疗伤药
第一组:1.E 2.A 3.D
第二组:1.D 2.AE
第三组:1.A 2.C 3.C 4.C 5.C
(四)破血消癥药
第一组:1.BCD 2.B 3.D 4.B
第二组:1.ABC 2.D

第十三章 化痰止咳平喘药

（一）温化寒痰药

第一组 半夏，旋覆花

口诀

夏覆化痰止呕逆，夏湿痞结覆行水。

中药	半夏	旋覆花
性味	辛，温；有毒。归脾、胃、肺经	苦、辛、咸，微温。归肺、脾、胃、大肠经
功效	燥湿化痰，降逆止呕，消痞散结	降气，消痰，行水，止呕
应用	1. 湿痰寒痰，咳喘痰多，痰饮眩悸，风痰眩晕，痰厥头痛 2. 胃气上逆，呕吐反胃 3. 胸脘痞闷，梅核气 4. 瘿疽肿毒，瘰疬痰核，毒蛇咬伤	1. 风寒咳嗽，痰饮蓄结，胸膈痞闷，喘咳痰多 2. 呕吐噫气，心下痞硬
用法用量	内服一般炮制后用，3~9g。外用适量，磨汁涂或研末以酒调敷患处。法半夏长于燥湿化痰，主治痰多咳喘，痰饮眩悸，风痰眩晕，痰厥头痛；姜半夏长于温中化痰，降逆止呕，主治痰饮呕吐，胃脘痞满；清半夏长于燥湿化痰，主治湿痰咳嗽，胃脘痞满，痰涎凝聚，咯吐不出	煎服，3~9g，包煎

续表

| 使用注意 | 本品性温燥,阴虚燥咳、血证、热痰、燥痰应慎用。不宜与川乌、制川乌、草乌、制草乌、附子同用。生品内服宜慎 | 阴虚劳嗽、肺燥咳嗽者慎用 |

【强化记忆】

1. 善治脏腑湿痰的药物是:
A. 白前 B. 禹白附 C. 半夏
D. 白芥子 E. 皂荚

2. 既降肺气,又降胃气的药物是:

3. 既降肺气,又宣散风热的药物是:
A. 旋覆花 B. 桔梗 C. 白前
D. 前胡 E. 半夏

4. 半夏具有的功效是:

5. 旋覆花具有的功效是:
A. 燥湿化痰 B. 降逆止呕
C. 两者均是 D. 两者均非

6. 半夏的适应证包括:
A. 心下痞 B. 呕吐 C. 夜寐不安
D. 瘰疬 E. 梅核气

第二组 天南星,白附子

口诀

南附湿痰风痉结,南消肿附解毒痛。

中药	天南星	白附子
性味	苦、辛,温;有毒。归肺、肝、脾经	辛,温;有毒。归胃、肝经
功效	燥湿化痰,祛风止痉,散结消肿	燥湿化痰,祛风止痉,止痛,解毒散结

续表

应用	1. 顽痰咳喘,胸膈胀闷 2. 风痰眩晕,中风痰壅,口眼喎斜,半身不遂,癫痫,惊风,破伤风 3. 痈肿,瘰疬痰核,蛇虫咬伤	1. 中风痰壅,口眼喎斜,语言謇涩,惊风癫痫,破伤风 2. 痰厥头痛,偏正头痛 3. 瘰疬痰核,毒蛇咬伤
用法用量	内服制用,3~9g。外用生品适量,研末以醋或酒调敷患处	煎服,3~6g,一般宜炮制后用。外用生品适量捣烂,熬膏或研末以酒调敷患处
使用注意	孕妇慎用;生品内服宜慎	孕妇慎用;生品内服宜慎

【强化记忆】

1. 具有燥湿化痰,祛风解痉功效的药物为:
A. 半夏　　　　B. 胆南星　　　　C. 天南星
D. 白芥子　　　E. 皂荚
2. 白附子具有的功效是:
3. 天南星具有的功效是:
A. 燥湿化痰　　B. 降逆止呕
C. 两者均是　　D. 两者均非
4. 天南星的功效包括:
A. 清热化痰
B. 燥湿化痰
C. 祛风止痉
D. 降逆止呕
E. 消肿止痛
5. 半夏和天南星的功效共同点包括:
A. 均能燥湿化痰
B. 均能温化寒痰
C. 均辛温燥烈有毒
D. 均能祛风止痉
E. 外用消肿止痛

第三组 芥子，皂荚，猫爪草

口诀

芥温肺气通络痛，皂荚开窍又消肿，
芥荚猫祛痰散结，猫爪解毒消肿功。

中药	芥子	皂荚	猫爪草
性味	辛，温。归肺经	辛、咸，温；有小毒。归肺、大肠经	甘、辛，温。归肝、肺经
功效	温肺豁痰，利气散结，通络止痛	祛痰开窍，散结消肿	化痰散结，解毒消肿
应用	1. 寒痰咳喘，悬饮胸胁痛 2. 痰滞经络，关节麻木疼痛，痰湿流注，阴疽肿毒	1. 中风口噤，昏迷不醒，癫痫痰盛，关窍不通，痰阻喉痹 2. 顽痰喘咳，咳痰不爽 3. 大便燥结 4. 痈肿	1. 瘰疬痰核 2. 疔疮肿毒，蛇虫咬伤
用法用量	煎服，3~9g。外用适量	1~1.5g，多入丸散用。外用适量，研末吹鼻取嚏或研末调敷患处	煎服，15~30g，单味药可用至120g。外用适量，捣敷或研末调敷
使用注意	本品辛温走散，耗气伤阴。久咳肺虚及阴虚火旺者忌用；消化道溃疡、出血者及皮肤过敏者忌用。用量不宜过大，以免引起腹泻。不宜久煎	本品辛散走窜之性极强，非顽痰实证体壮者不宜轻投。内服剂量不宜过大，过量易引起呕吐、腹泻。孕妇及咳血、吐血者忌服	

【强化记忆】

1. 能祛顽痰,通窍开闭,祛风杀虫的药物为:
A. 半夏　　　　　B. 天南星　　　　C. 旋覆花
D. 白芥子　　　　E. 皂荚

2. 白芥子的功效为:
A. 温化寒痰,解毒散结
B. 温肺化痰,利气散结
C. 燥湿化痰,消痞散结
D. 温化寒痰,消肿散结
E. 燥湿化痰,祛风解痉

3. 善祛"皮里膜外之痰"的药物是:

4. 善治经络之风痰而上行头面的药物是:
A. 半夏　　　　　B. 天南星　　　　C. 皂荚
D. 白芥子　　　　E. 白附子

5. 皂荚治疗的病证是:

6. 芥子治疗的病证是:
A. 热痰证
B. 燥痰证
C. 两者均是
D. 两者均非

7. 善治"皮里膜外之痰"的药物为:
A. 半夏　　　　　B. 天南星　　　　C. 禹白附
D. 白芥子　　　　E. 旋覆花

第四组　白前,前胡

口诀

白前前胡降气痰,白止咳胡散风热。

中药	白前	前胡
性味	辛、苦,微温。归肺经	苦、辛,微寒。归肺经

续表

功效	降气,祛痰,止咳	降气化痰,散风清热
应用	肺气壅实,咳嗽痰多,胸满喘急	1. 痰热咳喘,咯痰黄稠 2. 风热咳嗽痰多
用法用量	煎服,3~10g	煎服,3~10g

【强化记忆】
1. 既降肺气,又降胃气的药物是:
2. 既降肺气,又宣散风热的药物是:
A. 旋覆花
B. 桔梗
C. 白前
D. 前胡
E. 半夏
3. 下列哪项不是白前的功效:
A. 祛湿
B. 降气
C. 祛痰
D. 止咳

(二) 清化热痰药

第一组 川贝母,浙贝母,瓜蒌

口诀

川浙瓜治热痰同,川贝浙贝咳结痈,
川贝兼善润肺燥,瓜蒌滑肠与宽胸。

中药	川贝母	浙贝母	瓜蒌
性味	苦、甘,微寒。归肺、心经	苦,寒。归肺、心经	甘、微苦,寒。归肺、胃、大肠经

续表

功效	清热润肺,化痰止咳,散结消痈	清热化痰止咳,解毒散结消痈	清热涤痰,宽胸散结,润燥滑肠
应用	1. 肺热燥咳,干咳少痰,阴虚劳嗽,痰中带血 2. 瘰疬,疮毒,乳痈,肺痈	1. 风热咳嗽,痰火咳嗽 2. 瘰疬,瘿瘤,疮毒,肺痈,乳痈	1. 肺热咳嗽,痰浊黄稠 2. 胸痹心痛,结胸痞满 3. 肺痈,肠痈,乳痈 4. 大便秘结
用法用量	煎服,3~10g;研粉冲服,1次1~2g	煎服,5~10g	煎服,9~15g
使用注意	不宜与川乌、制川乌、草乌、制草乌、附子同用	不宜与川乌、制川乌、草乌、制草乌、附子同用	不宜与川乌、制川乌、草乌、制草乌、附子同用

【强化记忆】

1. 川贝母与浙贝母药性功效的主要区别为:
A. 川贝母偏于甘润,浙贝母偏于苦泄
B. 川贝母能润肺化痰,浙贝母能利气散结
C. 川贝母质优效佳,浙贝母质次效逊
D. 川贝母益气润肺,浙贝母化痰散结
E. 川贝母清热化痰,浙贝母润燥化痰
2. 治疗痰热咳嗽兼有便秘者,宜首选:
A. 川贝母
B. 浙贝母
C. 瓜蒌
D. 前胡
E. 竹茹
3. 川贝母的功效是:
4. 瓜蒌的功效是:
A. 清化热痰,开郁散结

B. 清化热痰,润肺止咳,散结消肿
C. 清化热痰,宽胸散结,润肠通便
D. 清化热痰,除烦止呕
E. 清化热痰,定惊利窍
5. 关于川贝母、浙贝母的说法,正确的有:
A. 均为治疗热痰、燥痰的常用药
B. 均能散结消肿,用于瘰疬疮痈
C. 川贝母偏于甘润,浙贝母偏于苦泄
D. 浙贝母又称象贝
E. 川贝母宜用于久咳痨嗽等内伤咳嗽

第二组 竹茹,竹沥,天竺黄

> **口诀**
>
> 竹茹沥黄清热痰,茹能止呕加除烦,
> 沥擅定惊和利窍,黄能定惊清心鉴。

中药	竹茹	竹沥	天竺黄
性味	甘,微寒。归肺、胃、心、胆经	甘,寒。归心、肺、肝经	甘,寒。归心、肝经
功效	清热化痰,除烦,止呕	清热豁痰,定惊利窍	清热豁痰,清心定惊
应用	1. 痰热咳嗽,胆火夹痰,惊悸不宁,心烦失眠 2. 中风痰迷,舌强不语 3. 胃热呕吐,妊娠恶阻,胎动不安	1. 痰热咳喘 2. 中风痰迷,惊痫癫狂	1. 热病神昏,中风痰迷 2. 小儿痰热惊痫、抽搐、夜啼
用法用量	煎服,5~10g。生用偏于清化热痰,姜汁炙偏于和胃止呕	30~50mL,冲服	煎服,3~9g

续表

使用注意		本品性寒滑利，寒痰及便溏者忌用	

【强化记忆】

1. 竹茹治呕吐最宜者为：
A. 胃阴虚呕吐
B. 胃气虚呕吐
C. 食积呕吐
D. 胃热呕吐
E. 胃寒呕吐

2. 下列除哪项外均为竹沥的适应证？
A. 痰热咳喘
B. 中风痰迷
C. 小儿惊风
D. 胃热呕吐
E. 痰火癫狂

3. 宜包煎的药物是：
4. 宜冲服的药物是：
A. 苦杏仁
B. 旋覆花
C. 海蛤壳
D. 竹沥
E. 白果

5. 皂荚治疗的病证是：
6. 天竺黄治疗的病证是：
A. 热痰证
B. 燥痰证
C. 两者均是
D. 两者均非

第三组　桔梗，胖大海

> **口诀**
>
> 大海桔梗同利咽，桔梗祛痰肺也宣，
> 桔兼排脓治肺痈，大海清热润肺便。

中药	桔梗	胖大海
性味	苦、辛，平。归肺经	甘，寒。归肺、大肠经
功效	宣肺，祛痰，利咽，排脓	清热润肺，利咽开音，润肠通便
应用	1. 咳嗽痰多，咯痰不爽，胸闷不畅 2. 咽痛音哑 3. 肺痈吐脓	1. 肺热声哑，咽喉干痛，干咳无痰 2. 热结便秘，头痛目赤
用法用量	煎服，3~10g	2~3 枚，沸水泡服或煎服
使用注意	本品性升散，凡气机上逆、呕吐、呛咳、眩晕、阴虚火旺咳血等不宜用。用量过大易致恶心呕吐	

【强化记忆】

1. 桔梗可用治癃闭、便秘，主要是因其：
A. 有利尿通便之功
B. 有通淋润肠之功
C. 有开宣肺气之功
D. 有肃降肺气之功
E. 有加强肾与膀胱气化之功
2. 桔梗、胖大海均能治：
3. 海蛤壳、瓦楞子均能治：

A. 咽痛失音　　B. 悬饮　　C. 胃痛泛酸
D. 胸痹、结胸　　E. 湿热黄疸

4. 桔梗的主治证有:
A. 咳嗽痰多,胸闷
B. 咽喉肿痛
C. 胸痹
D. 肺痈
E. 心下痞

第四组 昆布,海藻

口诀

昆布海藻功效同,消痰坚结利水肿。

中药	昆布	海藻
性味	咸,寒。归肝、胃、肾经	苦、咸,寒。归肝、胃、肾经
功效	消痰软坚散结,利水消肿	消痰软坚散结,利水消肿
应用	1. 瘿瘤,瘰疬,睾丸肿痛 2. 痰饮水肿	1. 瘿瘤,瘰疬,睾丸肿痛 2. 痰饮水肿
用法用量	煎服,6~12g	煎服,6~12g

【强化记忆】
1. 昆布的功效是:
2. 海浮石的功效是:
A. 软坚散结
B. 利尿通淋
C. 两者均是
D. 两者均非

第五组 黄药子,海蛤壳,海浮石

口诀

药蛤壳热痰坚结,黄药解毒又凉血,
蛤制酸痛收湿疮,浮石利尿通淋皆。

中药	黄药子	海蛤壳	海浮石
性味	苦,寒;有毒。归肺、肝、心经	苦、咸,寒。归肺、肾、胃经	咸,寒。归肺、肾经
功效	化痰散结消瘿,清热凉血解毒	清热化痰,软坚散结,制酸止痛;外用收湿敛疮	清肺化痰,软坚散结,利尿通淋
应用	1. 瘿瘤 2. 疮疡肿毒,咽喉肿痛,毒蛇咬伤	1. 痰火咳嗽,胸胁疼痛,痰中带血 2. 瘰疬,瘿瘤,痰核 3. 胃痛吞酸 4. 湿疹,烧烫伤	1. 痰热咳喘 2. 瘰疬,瘿瘤 3. 血淋,石淋
用法用量	煎服,5~15g;研末服,1~2g。外用适量,鲜品捣敷,或研末调敷,或磨汁涂	煎服,6~15g,先煎,蛤粉包煎。外用适量,研极细粉撒布或油调后敷患处	煎服,10~15g;打碎先煎
使用注意	本品有毒,不宜过量、久服。多服、久服可引起吐泻腹痛等消化道反应,并对肝肾有一定损害,故脾胃虚弱及肝肾功能损害者慎用		

【强化记忆】

1. 既能消痰软坚,散结消瘿,又能清热解毒,治疮疡肿毒及肿瘤的药物为:
   A. 海藻　　　　　B. 昆布　　　　　C. 海浮石
   D. 海蛤壳　　　　E. 黄药子
2. 桔梗、胖大海均能治:
3. 海蛤壳、瓦楞子均能治:
   A. 咽痛失音
   B. 悬饮
   C. 胃痛泛酸
   D. 胸痹、结胸
   E. 湿热黄疸
4. 百部的功效是:
5. 黄药子的功效是:
   A. 祛风解痉
   B. 软坚散结
   C. 两者均是
   D. 两者均非

第六组　瓦楞子,礞石

口诀

瓦楞礞石同消痰,瓦瘀结酸礞平肝。

中药	瓦楞子	礞石
性味	咸,平。归肺、胃、肝经	甘、咸,平。归肺、心、肝经
功效	消痰化瘀,软坚散结,制酸止痛	坠痰下气,平肝镇惊
应用	1. 顽痰胶结,黏稠难咯 2. 瘿瘤、瘰疬 3. 癥瘕痞块 4. 胃痛泛酸	1. 顽痰胶结,咳逆喘急 2. 癫痫发狂,烦躁胸闷,惊风抽搐

续表

用法用量	煎服,9~15g,先煎。消痰化瘀、软坚散结宜生用,制酸止痛宜煅用	多入丸散服,3~6g;煎汤10~15g,布包先煎
使用注意		本品重坠性猛,非痰热内结不化之实证不宜使用。脾虚胃弱,小儿慢惊忌用。孕妇慎用

【强化记忆】

1. 性味咸,平。具有消痰化瘀,软坚散结,制酸止痛作用的药物是:

A. 半夏　　　　B. 瓦楞子　　　　C. 礞石
D. 代赭石　　　E. 夏枯草

2. 礞石的功效包括:

A. 补中益气　　B. 坠痰下气　　　C. 清热泻火
D. 平肝镇惊　　E. 润肠通便

(三) 止咳平喘药

第一组　苦杏仁,紫苏子

口诀

苦杏紫苏降喘便,苏子亦能够化痰。

中药	苦杏仁	紫苏子
性味	苦,微温;有小毒。归肺、大肠经	辛,温。归肺、大肠经
功效	降气止咳平喘,润肠通便	降气化痰,止咳平喘,润肠通便
应用	1. 咳嗽气喘,胸满痰多 2. 肠燥便秘	1. 痰壅气逆,咳嗽气喘 2. 肠燥便秘

续表

用法用量	煎服,5~10g。生品入煎剂宜后下	煎服,3~10g
使用注意	内服不宜过量,以免中毒。大便溏泻者慎用。婴儿慎用	脾虚便溏者慎用

【强化记忆】

1. 在治疗风寒咳喘时,苦杏仁配伍麻黄主要起下列何项作用?

　　A. 止咳化痰,降气平喘

　　B. 发散风寒,宣肺平喘

　　C. 发汗解表,化痰止咳

　　D. 发散风寒,泻肺平喘

　　E. 宣肺止咳,化痰平喘

2. 具有降气化痰,止咳平喘,润肠通便作用是药物是:

A. 桔梗　　　　　　B. 大黄　　　　　　C. 火麻仁

D. 百合　　　　　　E. 紫苏子

第二组　百部,紫菀,款冬花

口诀

百部紫菀款冬花,润肺下气止咳喘,
百部能将虫虱杀,化痰紫菀款冬夸。

中药	百部	紫菀	款冬花
性味	甘、苦,微温。归肺经	辛、苦,温。归肺经	辛、微苦,温。归肺经
功效	润肺下气止咳,杀虫灭虱	润肺下气,化痰止咳	润肺下气,止咳化痰

续表

应用	1. 新久咳嗽,肺痨咳嗽,顿咳 2. 头虱,体虱,疥癣,蛲虫病,阴痒	痰多喘咳,新久咳嗽,劳嗽咳血	新久咳嗽,喘咳痰多,劳嗽咳血
用法用量	煎服,3~9g。外用适量,水煎或酒浸。久咳宜蜜炙用,杀虫灭虱宜生用	煎服,5~10g。外感暴咳宜生用,肺虚久咳蜜炙用	煎服,5~10g。外感暴咳宜生用,内伤久咳蜜炙用

【强化记忆】

1. 百部偏于:
A. 宣肺止咳
B. 化痰止咳
C. 清肺止咳
D. 润肺止咳
E. 温肺止咳

2. 紫菀的功效为:
A. 清肺化痰止咳
B. 温肺化饮平喘
C. 敛肺止咳平喘
D. 润肺化痰止咳
E. 宣肺止咳平喘

3. 百部止咳平喘的机理是:
4. 枇杷叶止咳平喘的机理是:

A. 宣肺 　　B. 润肺 　　C. 清肺
D. 敛肺 　　E. 泻肺

第三组　马兜铃,枇杷叶

口诀

马兜枇杷止咳逆,马喘肠痔枇止呕。

中药	马兜铃	枇杷叶
性味	苦,微寒。归肺、大肠经	苦,微寒。归肺、胃经
功效	清肺降气,止咳平喘,清肠消痔	清肺止咳,降逆止呕
应用	1. 肺热咳喘,痰中带血 2. 肠热痔血,痔疮肿痛	1. 肺热咳嗽,气逆喘急 2. 胃热呕吐,哕逆,烦热口渴
用法用量	煎服,3~9g。外用适量,煎汤熏洗。肺虚久咳蜜炙用,其余生用	煎服,6~10g。止咳宜蜜炙用,止呕宜生用
使用注意	本品含马兜铃酸,长期、大剂量服用可引起肾脏损害等不良反应;儿童及老年人慎用;孕妇、婴幼儿及肾功能不全者禁用	

【强化记忆】

1. 性味苦,微寒。具有清肺降气,止咳平喘,清肠消痔功效的药物是:

A. 黄芩　　　　B. 生地　　　　C. 马兜铃
D. 枇杷叶　　　E. 苏子

2. 枇杷叶的作用包括:

A. 清肺止咳　　B. 清热泻火　　C. 利水消肿
D. 通肠通便　　E. 降逆止呕

第四组　桑白皮,葶苈子

口诀

桑白葶苈功效同,泻肺平喘利水肿。

中药	桑白皮	葶苈子
性味	甘,寒。归肺经	辛、苦,大寒。归肺、膀胱经
功效	泻肺平喘,利水消肿	泻肺平喘,行水消肿
应用	1. 肺热喘咳 2. 水肿胀满尿少,面目肌肤浮肿	1. 痰涎壅肺,喘咳痰多,胸胁胀满,不得平卧 2. 水肿,胸腹积水,小便不利
用法用量	煎服,6~12g。泻肺利水、平肝清火宜生用;肺虚咳喘宜蜜炙用	煎服,3~10g,包煎

【强化记忆】
1. 桑白皮最宜用于:
A. 水肿兼恶寒发热,汗出
B. 全身水肿兼喘咳
C. 脾虚水肿见便溏
D. 肾虚水肿下身肿着
E. 全身水肿,面目发黄
2. 治疗痰涎壅盛、喘咳不得平卧之证的首选药物为:
A. 苏子
B. 葶苈子
C. 白芥子
D. 桑白皮
E. 白果

第五组 白果,洋金花,矮地茶

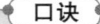

矮地茶白果洋金,洋金止咳解痉喘,
白果定喘止带尿,矮地止咳热瘀清。

中药	白果	洋金花	矮地茶
性味	甘、苦、涩,平;有毒。归肺、肾经	辛,温;有毒。归肺、肝经	辛、微苦,平。归肺、肝经
功效	敛肺定喘,收涩止带,缩尿	平喘止咳,解痉定痛	化痰止咳,清利湿热,活血化瘀
应用	1. 喘咳气逆,痰多 2. 带下,白浊,遗尿尿频	1. 哮喘咳嗽 2. 小儿慢惊风,癫痫 3. 脘腹冷痛,风湿痹痛 4. 外科麻醉	1. 新久咳嗽,喘满痰多 2. 湿热黄疸 3. 瘀阻经闭,风湿痹痛,跌打损伤
用法用量	煎服,5~10g	内服,0.3~0.6g,宜入丸散;亦可作卷烟分次燃吸(1日用量不超过1.5g)。外用适量	煎服,15~30g
使用注意	本品生食有毒。不可多用,小儿尤当注意	孕妇、外感及痰热咳喘、青光眼、高血压、心动过速者禁用	

【强化记忆】

1. 具有敛肺定喘化痰之功的药物为:

A. 苏子　　　　　B. 葶苈子　　　　C. 桑白皮

D. 马兜铃　　　　E. 白果

2. 瓜蒌治疗的病症是:

3. 矮地茶治疗的病症是:

A. 湿热黄疸

B. 大便秘结

C. 两者均是

D. 两者均非

第十三章【强化记忆】参考答案

(一) 温化寒痰药
第一组:1. C 2. A 3. D 4. C 5. B 6. ABCDE
第二组:1. C 2. A 3. A 4. BCE 5. ABCE
第三组:1. E 2. B 3. D 4. E 5. D 6. D 7. D
第四组:1. A 2. D 3. A

(二) 清化热痰药
第一组:1. A 2. C 3. B 4. C 5. ABCDE
第二组:1. D 2. D 3. B 4. D 5. D 6. C
第三组:1. C 2. A 3. C 4. ABD
第四组:1. A 2. C
第五组:1. E 2. A 3. C 4. D 5. B
第六组:1. B 2. BD

(三) 止咳平喘药
第一组:1. B 2. E
第二组:1. D 2. D 3. B 4. C
第三组:1. C 2. AE
第四组:1. B 2. B
第五组:1. E 2. B 3. A

第十四章 安神药

（一）重镇安神药

第一组 朱砂，琥珀

口诀

朱砂琥珀镇惊神，朱心目毒琥瘀淋。

中药	朱砂	琥珀
性味	甘，微寒；有毒。归心经	甘，平。归心、肝、膀胱经
功效	清心镇惊，安神，明目，解毒	镇惊安神，活血散瘀，利尿通淋
应用	1. 心神不宁，心悸易惊，失眠多梦 2. 癫痫发狂，小儿惊风 3. 视物昏花 4. 口疮，喉痹，疮疡肿毒	1. 心神不宁，心悸失眠，惊风，癫痫 2. 血滞经闭痛经，心腹刺痛，癥瘕积聚 3. 淋证，癃闭
用法用量	0.1~0.5g，多入丸散服，不宜入煎剂。外用适量	研末冲服，或入丸散，每次1.5~3g；不入煎剂。外用适量
使用注意	本品有毒，不宜大量服用，也不宜少量久服；孕妇及肝肾功能不全者禁用；忌火煅，宜水飞入药	

【强化记忆】

1. 朱砂内服的用量是：
   A. 15~30g　　　B. 10~15g　　　C. 1~3g

D. 1.5~3g E. 0.1~0.5g

2. 琥珀善治:

A. 热淋 B. 血淋 C. 石淋
D. 膏淋 E. 气淋

3. 琥珀具有的功效是:

4. 朱砂具有的功效是:

A. 既能安神,又能平肝
B. 既能安神,又能利尿通淋
C. 既能安神,又能明目解毒
D. 既能安神,又能润肠通便
E. 既能安神,又能收敛固涩

第二组　龙骨,磁石

口诀

龙骨磁石镇惊安平,纳气平喘石目明。

中药	龙骨	磁石
性味	甘、涩,平。归心、肝、肾经	咸,寒。归心、肝、肾经
功效	镇惊安神,平肝潜阳,收敛固涩	镇惊安神,平肝潜阳,聪耳明目,纳气平喘
应用	1. 心神不宁,心悸失眠,惊痫癫狂 2. 肝阳上亢,头晕目眩 3. 正虚滑脱诸证 4. 湿疮痒疹,疮疡久溃不敛	1. 心神不宁,惊悸,失眠 2. 肝阳上亢,头晕目眩 3. 视物昏花,耳鸣耳聋 4. 肾虚气喘
用法用量	煎服,15~30g,先煎。外用适量。镇惊安神、平肝潜阳生用,收敛固涩宜煅用	煎服,9~30g,先煎。镇惊安神、平肝潜阳宜生用,聪耳明目、纳气平喘宜醋淬后用
使用注意	湿热积滞者不宜使用	因吞服后不易消化,如入丸散,不可多服。脾胃虚弱者慎用

【强化记忆】

1. 磁石可用治：
A. 肺气壅遏之咳喘
B. 寒饮伏肺之咳喘
C. 痰壅气逆之咳喘
D. 肺热壅盛之咳喘
E. 肾不纳气之虚喘

2. 龙骨入煎剂应：
A. 先煎　　　　　B. 后入　　　　　C. 另煎
D. 包煎　　　　　E. 冲服

3. 磁石的归经是：
4. 龙骨的归经是：
A. 归心经
B. 归心、肝经
C. 归心、肝、肾经
D. 归心、肝、胆经
E. 归心、肾、大肠经

5. 磁石具有的功效是：
6. 龙骨具有的功效是：
A. 镇惊安神　　　　　B. 平肝潜阳
C. 两者均是　　　　　D. 两者均非

（二）养心安神药

第一组　酸枣仁，柏子仁

> **口诀**
>
> 酸柏养心神止汗，酸补肝津柏通便。

中药	酸枣仁	柏子仁
性味	甘、酸,平。归肝、胆、心经	甘,平。归心、肾、大肠经
功效	养心补肝,宁心安神,敛汗,生津	养心安神,润肠通便,止汗

续表

应用	1. 虚烦不眠,惊悸多梦 2. 体虚多汗 3. 津伤口渴	1. 阴血不足,虚烦失眠,心悸怔忡 2. 肠燥便秘 3. 阴虚盗汗
用法用量	煎服,10~15g	煎服,3~10g
使用注意		本品质润,便溏及痰多者慎用

【强化记忆】

1. 治疗心悸失眠,健忘多梦,体虚多汗者,宜用:
A. 朱砂　　　　　B. 酸枣仁　　　　C. 柏子仁
D. 合欢皮　　　　E. 远志
2. 酸枣仁的性味是:
A. 甘、平　　　　B. 甘、酸,平　　　C. 甘、涩,平
D. 甘、辛,平　　　E. 甘、苦,平
3. 柏子仁的归经是:
4. 酸枣仁的归经是:
A. 归心经
B. 归心、肝经
C. 归心、肝、肾经
D. 归心、肝、胆经
E. 归心、肾、大肠经
5. 酸枣仁的功效是:
6. 柏子仁的功效是:
A. 养心安神　　　　　　　B. 润肠通便
C. 两者均是　　　　　　　D. 两者均非

第二组　灵芝,首乌藤

> 口诀
>
> 灵芝首乌能安神,灵气喘乌血风络。

中药	灵芝	首乌藤
性味	甘,平。归心、肺、肝、肾经	甘,平。归心、肝经
功效	补气安神,止咳平喘	养血安神,祛风通络
应用	1. 心神不宁,失眠心悸 2. 肺虚咳喘 3. 虚劳短气,不思饮食	1. 失眠多梦 2. 血虚身痛,风湿痹痛 3. 皮肤瘙痒
用法用量	煎服,6~12g	煎服,9~15g。外用适量,煎水洗患处

【强化记忆】

1. 灵芝的功效是:
2. 首乌藤的功效是:

A. 清心安神　　B. 潜阳安神
C. 补气安神　　D. 解郁安神
E. 养血安神

第三组　合欢皮,远志

口诀

合欢远志安神肿,欢有解郁活血功,
远志益智祛痰窍,失眠得解心肾通。

中药	合欢皮	远志
性味	甘,平。归心、肝、肺经	苦、辛,温。归心、肾、肺经
功效	解郁安神,活血消肿	安神益智,交通心肾,祛痰开窍,消散痈肿

续表

应用	1. 心神不安,忿怒忧郁,失眠多梦 2. 肺痈,疮肿 3. 跌仆伤痛	1. 心肾不交引起的失眠多梦、健忘惊悸、神志恍惚 2. 癫痫惊狂 3. 咳痰不爽 4. 疮疡肿毒,乳房肿痛
用法用量	煎服,6~12g。外用适量,研末调敷	煎服,3~10g
使用注意	孕妇慎用	胃溃疡及胃炎患者慎用

【强化记忆】

1. 治疗痰阻心窍所致的癫痫抽搐、惊风发狂者,宜选用:
A. 朱砂
B. 磁石
C. 龙骨
D. 远志
E. 琥珀

2. 合欢皮具有的功效是:

3. 远志具有的功效是:
A. 既能安神,又能平肝
B. 既能安神,又能活血消肿
C. 既能安神,又能祛痰开窍
D. 既能安神,又能润肠通便
E. 既能安神,又能收敛固涩。

4. 合欢皮的功效是:

5. 首乌藤的功效是:
A. 清心安神
B. 潜阳安神
C. 补气安神
D. 解郁安神
E. 养血安神

第十四章【强化记忆】参考答案

(一) 重镇安神药
第一组:1.E 2.B 3.B 4.C
第二组:1.E 2.A 3.C 4.C 5.C 6.C

(二) 养心安神药
第一组:1.B 2.B 3.E 4.D 5.A 6.C
第二组:1.C 2.E
第三组:1.D 2.B 3.C 4.D 5.E

第十五章 平肝息风药

(一) 平抑肝阳药

第一组 石决明,珍珠母

口诀

石珍平肝阳明目,石能清肝珍安定。

中药	石决明	珍珠母
性味	咸,寒。归肝经	咸,寒。归肝、心经
功效	平肝潜阳,清肝明目	平肝潜阳,安神定惊,明目退翳
应用	1. 肝阳上亢,头痛眩晕 2. 目赤翳障,视物昏花,青盲雀目	1. 肝阳上亢,头痛眩晕 2. 心神不宁,惊悸失眠 3. 目赤翳障,视物昏花
用法用量	煎服,6~20g,先煎。平肝、清肝宜生用,外用点眼宜煅用、水飞	煎服,10~25g,先煎
使用注意	本品咸寒,易伤脾胃,故脾胃虚寒,食少便溏者慎用	本品属性寒镇降之品,故脾胃虚寒及孕妇慎用

【强化记忆】

1. 功似石决明,又能镇惊安神的药物是:
A. 琥珀   B. 龙骨   C. 珍珠母
D. 牡蛎   E. 磁石

2. 石决明可用治:
3. 珍珠母可用治:
A. 肝阳上亢,头晕目眩
B. 目赤翳障,视物昏花
C. 两者均是
D. 两者均非
4. 珍珠母具有的功效是:
5. 石决明具有的功效是:
A. 平肝
B. 疏肝
C. 两者均是
D. 两者均非

第二组 代赭石,牡蛎

口诀

代赭牡蛎能潜阳,代重降逆止血凉,
牡重安神和收敛,补阴制酸和软坚。

中药	代赭石	牡蛎
性味	苦,寒。归肝、心、肺、胃经	咸,微寒。归肝、胆、肾经
功效	平肝潜阳,重镇降逆,凉血止血	潜阳补阴,重镇安神,软坚散结,收敛固涩,制酸止痛
应用	1. 肝阳上亢,眩晕耳鸣 2. 呕吐,噫气,呃逆 3. 气逆喘息 4. 血热吐衄,崩漏下血	1. 肝阳上亢,眩晕耳鸣 2. 心神不宁,惊悸失眠 3. 瘰疬痰核,癥瘕痞块 4. 自汗盗汗,遗精滑精,崩漏带下 5. 胃痛吞酸

续表

用法用量	煎服,9~30g,先煎。平肝潜阳、重镇降逆宜生用,止血宜煅用	煎服,9~30g,先煎。潜阳补阴、重镇安神、软坚散结生用,收敛固涩、制酸止痛煅用
使用注意	本品苦寒,易伤脾胃,故脾胃虚寒,食少便溏者慎用。孕妇慎用	

【强化记忆】

1. 功似龙骨而又能软坚散结的药物是:
A. 磁石
B. 牡蛎
C. 琥珀
D. 珍珠母
E. 玄参

2. 既能平肝潜阳,又能凉血止血的药物是:
A. 石决明
B. 代赭石
C. 磁石
D. 珍珠母
E. 牡蛎

3. 代赭石的功效是:
4. 牡蛎的功效是:
A. 既能平肝潜阳,又能息风止痉
B. 既能平肝潜阳,又能软坚散结
C. 既能平肝潜阳,又能重镇降逆
D. 既能平肝潜阳,又能清肝明目
E. 既能平肝潜阳,又能清热解毒

5. 代赭石治疗的病证是:
A. 肝阳上亢

B. 呕吐呃逆
C. 气逆喘息
D. 血热吐衄
E. 滑脱诸证

第三组 刺蒺藜,罗布麻叶

口诀

平肝解郁刺蒺藜,活血祛风明目痒,
罗布平肝又安神,清热利水浮肿移。

中药	刺蒺藜	罗布麻叶
性味	辛、苦,微温;有小毒。归肝经	甘、苦,凉。归肝经
功效	平肝解郁,活血祛风,明目,止痒	平肝安神,清热利水
应用	1. 肝阳上亢,头痛眩晕 2. 肝郁气滞,胸胁胀痛,乳闭胀痛 3. 风热上攻,目赤翳障 4. 风疹瘙痒,白癜风	1. 肝阳眩晕,心悸失眠 2. 浮肿尿少
用法用量	煎服,6~10g	6~12g
使用注意	孕妇慎用	

【强化记忆】
1. 既能平抑肝阳,又能清热利尿的药物是:
A. 石决明　　　B. 磁石　　　C. 菊花
D. 刺蒺藜　　　E. 罗布麻叶
2. 既能平抑肝阳,又能疏肝解郁的药物是:
A. 柴胡　　　B. 香附　　　C. 刺蒺藜
D. 郁金　　　E. 佛手

3. 刺蒺藜具有的功效是:
4. 石决明具有的功效是:

A. 平肝 B. 疏肝
C. 两者均是 D. 两者均非

(二) 息风止痉药

第一组 羚羊角,钩藤,天麻

口诀

羚钩麻平肝息风,羚目毒钩热麻风络。

中药	羚羊角	钩藤	天麻
性味	咸,寒。归肝、心经	甘,凉。归肝、心包经	甘,平。归肝经
功效	平肝息风,清肝明目,清热解毒	息风定惊,清热平肝	息风止痉,平抑肝阳,祛风通络
应用	1. 肝风内动,惊痫抽搐,妊娠子痫,高热惊厥,癫痫发狂 2. 肝阳上亢,头痛眩晕 3. 肝火上炎,目赤翳障 4. 温热病壮热神昏,温毒发斑 5. 痈肿疮毒	1. 肝风内动,惊痫抽搐,高热惊厥 2. 头痛眩晕 3. 感冒夹惊,小儿惊啼	1. 小儿惊风,癫痫抽搐,破伤风 2. 肝阳上亢,头痛眩晕 3. 手足不遂,肢体麻木,风湿痹痛
用法用量	煎服,1~3g,宜另煎2小时以上;磨汁或研粉服,每次0.3~0.6g	煎服,3~12g,后下	煎服,3~10g
使用注意	本品性寒,脾虚慢惊者忌用		

【强化记忆】

1. 既能平息内风,又能祛除外风的药物是:
A. 羚羊角　　　　B. 天麻　　　　C. 钩藤
D. 刺蒺藜　　　　E. 地龙

2. 羚羊角片入汤剂时应:
A. 先煎　　　　　B. 后下　　　　C. 另煎
D. 包煎　　　　　E. 与诸药同煎

3. 入汤剂须后下的药物是:
A. 羚羊角　　　　B. 天麻　　　　C. 钩藤
D. 全蝎　　　　　E. 地龙

4. 治疗肝火上攻或肝阳上亢的眩晕头痛,宜选用:
A. 天麻　　　　　B. 钩藤　　　　C. 珍珠母
D. 龙胆草　　　　E. 夏枯草

5. 羚羊角可用治:
6. 天麻可用治:
A. 肝风内动,惊痫抽搐
B. 肝阳上亢,头晕目眩
C. 两者均是
D. 两者均非

7. 龙骨、牡蛎都有的功效是:
8. 天麻、钩藤都有的功效是:
A. 既能平肝潜阳,又能重镇安神
B. 既能平肝潜阳,又能软坚散结
C. 既能平肝潜阳,又能息风止痉
D. 既能平肝潜阳,又能清肝明目
E. 既能平肝潜阳,又能祛风通络

第二组　牛黄,珍珠

口诀

牛黄珍珠息风毒,牛心痰窍珍目斑。

中药	牛黄	珍珠
性味	苦,凉。归心、肝经	甘、咸,寒。归心、肝经
功效	凉肝息风,清心豁痰,开窍醒神,清热解毒	安神定惊,明目消翳,解毒生肌,润肤祛斑
应用	1. 温热病及小儿急惊风,惊厥抽搐,癫痫发狂 2. 热病神昏,中风痰迷 3. 咽喉肿痛,口舌生疮,痈肿疔疮	1. 惊悸失眠 2. 惊风癫痫 3. 目赤翳障 4. 口舌生疮,咽喉溃烂,疮疡不敛 5. 皮肤色斑
用法用量	0.15~0.35g,多入丸散用。外用适量,研末敷患处	0.1~0.3g,多入丸散用。外用适量
使用注意	非实热证不宜使用。孕妇慎用	

【强化记忆】

1. 既能息风止痉,又能化痰开窍的药物是:
A. 羚羊角　　　　B. 天麻　　　　C. 钩藤
D. 牛黄　　　　　E. 僵蚕
2. 羚羊角的功效是:
3. 牛黄的功效是:
A. 息风止痉
B. 清热解毒
C. 两者均是
D. 两者均非

第三组　全蝎,蜈蚣

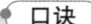

全蝎蜈蚣功效同,息风通络毒结攻。

中药	全蝎	蜈蚣
性味	辛,平;有毒。归肝经	辛,温;有毒。归肝经
功效	息风镇痉,通络止痛,攻毒散结	息风镇痉,通络止痛,攻毒散结
应用	1. 肝风内动,痉挛抽搐,小儿惊风,中风口㖞,半身不遂,破伤风 2. 风湿顽痹,偏正头痛 3. 疮疡,瘰疬	1. 肝风内动,痉挛抽搐,小儿惊风,中风口㖞,半身不遂,破伤风 2. 风湿顽痹,顽固性偏正头痛 3. 疮疡,瘰疬,蛇虫咬伤
用法用量	煎服,3~6g。外用适量	煎服,3~5g。外用适量
使用注意	本品有毒,用量不宜过大。孕妇禁用	本品有毒,用量不宜过大。孕妇禁用

【强化记忆】

1. 治疗惊风,痉挛抽搐,常与蜈蚣同用的药物是:
A. 天麻　　　　B. 钩藤　　　　C. 地龙
D. 全蝎　　　　E. 僵蚕
2. 既能息风止痉,又能攻毒散结,通络止痛的药物是:
A. 天麻　　　　B. 地龙　　　　C. 全蝎
D. 僵蚕　　　　E. 钩藤
3. 治疗风湿顽痹及顽固性头痛的药物是:
A. 天麻　　　　B. 钩藤　　　　C. 羌活
D. 僵蚕　　　　E. 蜈蚣

第四组　地龙,僵蚕

口诀

地龙僵蚕能止痉,龙络喘尿蚕风痰。

中药	地龙	僵蚕
性味	咸,寒。归肝、脾、膀胱经	咸、辛,平。归肝、肺、胃经
功效	清热定惊,通络,平喘,利尿	息风止痉,祛风止痛,化痰散结
应用	1. 高热神昏,惊痫抽搐,癫狂 2. 关节痹痛,肢体麻木,半身不遂 3. 肺热喘咳 4. 湿热水肿,小便不利或尿闭不通	1. 肝风夹痰,惊痫抽搐,小儿急惊,破伤风 2. 中风口眼㖞斜 3. 风热头痛,目赤咽痛,风疹瘙痒 4. 瘰疬痰核,发颐痄腮
用法用量	煎服,5~10g	煎服,5~10g。散风热宜生用,其余多制用

【强化记忆】

1. 治疗中风后气虚血滞,经络不利之半身不遂,口眼㖞斜者宜选用:

A. 天麻　　　　B. 全蝎　　　　C. 蜈蚣

D. 地龙　　　　E. 僵蚕

2. 具有清热息风、平喘、通络、利尿作用的药物是:

A. 蜈蚣　　　　B. 全蝎　　　　C. 地龙

D. 僵蚕　　　　E. 白花蛇

3. 既能息风止痉,又能化痰散结的药物是:

A. 全蝎　　　　B. 蜈蚣　　　　C. 僵蚕

D. 地龙　　　　E. 牛黄

4. 全蝎的功效是:

5. 僵蚕的功效是:

A. 息风止痉

B. 通络止痛

C. 两者均是

D. 两者均非

第十五章【强化记忆】参考答案

(一) 平抑肝阳药
第一组:1. C 2. C 3. C 4. A 5. A
第二组:1. B 2. B 3. C 4. B 5. ABCD
第三组:1. E 2. C 3. C 4. A
(二) 息风止痉药
第一组:1. B 2. C 3. C 4. B 5. C 6. C 7. A 8. C
第二组:1. D 2. C 3. C
第三组:1. D 2. C 3. E
第四组:1. D 2. C 3. C 4. C 5. A

第十六章 开窍药

第一组 麝香，石菖蒲

口诀

麝菖同开窍醒神,麝活肿菖痰湿智。

中药	麝香	石菖蒲
性味	辛,温。归心、脾经	辛、苦,温。归心、胃经
功效	开窍醒神,活血通经,消肿止痛	开窍豁痰,醒神益智,化湿和胃
应用	1. 热病神昏,中风痰厥,气郁暴厥,中恶昏迷 2. 血瘀经闭,癥瘕,胸痹心痛,心腹暴痛,跌仆伤痛,痹痛麻木,难产死胎 3. 痈肿,瘰疬,咽喉肿痛	1. 痰蒙清窍,神昏癫痫 2. 健忘失眠,耳鸣耳聋 3. 湿阻中焦,脘痞不饥,噤口下痢
用法用量	0.03~0.1g,多入丸散用。外用适量	煎服,3~10g;鲜品加倍
使用注意	孕妇禁用	

【强化记忆】

1. 具有开窍醒神,活血通经作用的药物是:
A. 苏合香　　　　B. 冰片　　　　C. 麝香
D. 石菖蒲　　　　E. 牛黄
2. 治疗痰湿蒙蔽清窍所致的神志昏乱宜首选:
A. 石菖蒲　　　　B. 冰片　　　　C. 天竺黄
D. 竹茹　　　　　E. 郁金

3. 既可治疗寒闭昏迷,又能治疗热闭神昏的最佳药物是:
A. 麝香　　　　B. 苏合香　　　C. 牛黄
D. 冰片　　　　E. 石菖蒲

4. 既有芳香开窍,又具芳香化湿之效的药物是:
A. 麝香　　　　B. 藿香　　　　C. 冰片
D. 石菖蒲　　　E. 砂仁

5. 麝香用治疮痈肿毒,因其具有:
A. 清热解毒之效　　　B. 化腐拔毒之效
C. 解毒排脓之效　　　D. 生肌敛疮之效
E. 活血消肿之效

第二组　苏合香,冰片,蟾酥

口诀

苏冰蟾窍醒神用,三者皆有止痛功,
苏重辟邪冰清热,蟾酥解毒牙腹痛。

中药	苏合香	冰片	蟾酥
性味	辛,温。归心、脾经	辛、苦,微寒。归心、脾、肺经	辛,温。有毒,归心经
功效	开窍醒神,辟秽,止痛	开窍醒神,清热止痛	解毒,止痛,开窍醒神
应用	1. 中风痰厥,猝然昏倒,惊痫 2. 胸痹心痛,胸腹冷痛	1. 热病神昏,惊厥,中风痰厥,气郁暴厥,中恶昏迷 2. 胸痹心痛 3. 目赤肿痛,口舌生疮,咽喉肿痛,耳道流脓 4. 疮疡肿痛,久溃不敛,烧烫伤	1. 痈疽疔疮,咽喉肿痛,牙痛 2. 痧胀腹痛,神昏吐泻

续表

用法用量	0.3~1g,宜入丸散服	0.15~0.3g,入丸散用。外用研粉点敷患处	内服,0.015~0.03g,入丸散用。外用适量
使用注意		孕妇慎用	本品有毒,内服宜慎,勿过量。孕妇忌用

【强化记忆】

1. 具有开窍、辟秽、止痛之功,用治冠心病心绞痛的首选药物是:
   A. 石菖蒲   B. 冰片   C. 苏合香
   D. 丹参   E. 红花

2. 外用有清热止痛、消肿之功,为五官科常用药的是:
   A. 苏合香   B. 石菖蒲   C. 菊花
   D. 冰片   E. 生石膏

3. 治疗热闭神昏,常与麝香配伍相须为用的药物是:
   A. 苏合香   B. 郁金   C. 石膏
   D. 冰片   E. 黄连

第十六章【强化记忆】参考答案

第一组:1. C 2. A 3. A 4. D 5. E
第二组:1. C 2. D 3. D

第十七章 补虚药

(一) 补气药

第一组 人参,黄芪

口诀

人参固脱益肺脾,安神生津智得益,
黄芪升阳益卫表,利水托毒又生肌。

中药	人参	黄芪
性味	甘、微苦,微温。归脾、肺、心、肾经	甘,微温。归脾、肺经
功效	大补元气,复脉固脱,补脾益肺,生津养血,安神益智	补气升阳,益卫固表,利水消肿,生津养血,行滞通痹,托毒排脓,敛疮生肌
应用	1. 气虚欲脱,肢冷脉微 2. 脾虚食少,肺虚喘咳,阳痿宫冷 3. 气虚津伤口渴,内热消渴 4. 气血亏虚,久病虚羸 5. 心气不足,惊悸失眠	1. 气虚乏力,食少便溏,水肿尿少,中气下陷,久泻脱肛,便血崩漏 2. 肺气虚弱,咳喘气短 3. 表虚自汗 4. 内热消渴 5. 血虚萎黄,气血两虚 6. 气虚血滞,半身不遂,痹痛麻木 7. 气血亏虚,痈疽难溃,久溃不敛

续表

用法用量	煎服,3~9g;挽救虚脱可用15~30g,文火另煎兑服。也可研粉吞服,1次2g,1日2次	煎服,9~30g。益气补中宜蜜炙用,其他方面多生用
使用注意	不宜与藜芦、五灵脂同用	凡表实邪盛,内有积滞,阴虚阳亢,疮疡初起或溃后热毒尚盛等证,均不宜用

【强化记忆】

1. 治疗气虚欲脱证,宜选用的药物是:
A. 太子参　　　　B. 人参　　　　C. 党参
D. 北沙参　　　　E. 西洋参

2. 治疗心气亏虚、心悸、健忘,宜选用的药物是:
A. 人参　　　　B. 西洋参　　　　C. 太子参
D. 党参　　　　E. 制首乌

3. 治疗卫气不固,表虚自汗,宜选用:
A. 西洋参　　　　B. 太子参　　　　C. 党参
D. 白芍　　　　E. 黄芪

4. 能补脾肺之气,又益心肾之气的药物是:
A. 人参　　　　B. 西洋参　　　　C. 党参
D. 黄芪　　　　E. 山药

5. 能补脾肺之气,又升阳固表的药物是:
A. 人参　　　　B. 西洋参　　　　C. 党参
D. 黄芪　　　　E. 山药

第二组　党参,西洋参,太子参

口诀

三参补气又养阴,党血洋清太肺津。

中药	党参	西洋参	太子参
性味	甘,平。归脾、肺经	甘、微苦,凉。归心、肺、肾经	甘、微苦,平。归脾、肺经
功效	补气益肺,养血生津	补气养阴,清热生津	益气健脾,生津润肺
应用	1. 脾肺气虚,食少倦怠,咳嗽虚喘 2. 气血不足,面色萎黄,头晕乏力,心悸气短 3. 气津两伤,气短口渴,内热消渴	1. 气阴两脱证 2. 气虚阴亏,虚热烦倦,咳喘痰血 3. 气虚津伤,口燥咽干,内热消渴	1. 脾虚体倦,食欲不振 2. 病后虚弱,气阴不足,自汗口渴 3. 肺燥干咳
用法用量	煎服,9~30g	煎服,3~6g,另煎兑服;入丸散剂,每次0.5~1g	煎服,9~30g
使用注意	不宜与藜芦同用	本品性寒凉,能伤阳助湿,故中阳衰微,胃有寒湿者不宜服用。不宜与藜芦同用	

【强化记忆】

1. 治疗气阴两伤证,宜选用的药物是:
A. 人参　　　　B. 党参　　　　C. 西洋参
D. 太子参　　　E. 玄参

2. 既补气,又补血的药物是:
A. 人参　　　　B. 西洋参　　　C. 太子参
D. 党参　　　　E. 制首乌

3. 能补脾肺之气,又滋阴清热的药物是:
A. 人参　　　　B. 西洋参　　　C. 党参

D. 黄芪　　　　　　E. 山药
4. 能补脾肺之气,又养血生津的药物是:
A. 人参　　　　B. 西洋参　　　　C. 党参
D. 黄芪　　　　　　E. 山药

第三组　白术,山药

口诀

术山补气又健脾,燥湿利水白术宜,
白术止汗又安胎,山药补肾止带遗。

中药	白术	山药
性味	甘、苦,温。归脾、胃经	甘、平。归脾、肺、肾经
功效	补气健脾,燥湿利水,止汗,安胎	益气养阴,补脾肺肾,涩精止带
应用	1. 脾气虚弱,食少倦怠,腹胀泄泻,痰饮眩悸,水肿,带下 2. 气虚自汗 3. 脾虚胎动不安	1. 脾虚食少,大便溏泻,白带过多 2. 肺虚喘咳,本品能补肺气,兼能滋肺阴 3. 肾虚遗精,带下,尿频 4. 虚热消渴
用法用量	煎服,6~12g。燥湿利水宜生用,补气健脾宜炒用,健脾止泻宜炒焦用	煎服,10~30g。麸炒山药补脾健胃,用于脾虚食少,泄泻便溏,白带过多
使用注意	本品燥湿伤阴,故阴虚内热、津液亏耗者不宜使用	本品养阴能助湿,故湿盛中满或有积滞者不宜使用

【强化记忆】
1. 具有燥湿与利尿功效的补气药是:
A. 人参　　　　B. 白术　　　　C. 黄芪
D. 扁豆　　　　　　E. 党参

2. 略能滋养肾阴的补气药是：
A. 山药　　　　　B. 人参　　　　　C. 西洋参
D. 太子参　　　　E. 知母
3. 治疗脾虚胎动宜选用的药物是：
A. 白术　　　　　B. 太子参　　　　C. 山药
D. 甘草　　　　　E. 大枣
4. 山药的归经是：
A. 心　　　　　　B. 肺　　　　　　C. 脾
D. 肝　　　　　　E. 肾

第四组　白扁豆，甘草

口诀

补气健脾豆与草，豆湿和中消暑好，
清热解毒祛痰咳，缓急调药甘似宝。

中药	白扁豆	甘草
性味	甘，微温。归脾、胃经	甘，平。归心、肺、脾、胃经
功效	健脾化湿，和中消暑	补脾益气，清热解毒，祛痰止咳，缓急止痛，调和诸药
应用	1. 脾胃虚弱，食欲不振，大便溏泻，白带过多 2. 暑湿吐泻，胸闷腹胀	1. 脾胃虚弱，倦怠乏力 2. 心气不足，心悸气短，脉结代 3. 痈肿疮毒，咽喉肿痛 4. 咳嗽痰多 5. 脘腹、四肢挛急疼痛 6. 缓解药物毒性、烈性
用法用量	煎服，9~15g。健脾化湿、止泻止带宜炒用，和中消暑宜生用	煎服，2~10g。清热解毒宜生用，补中缓急、益气复脉宜蜜炙用

续表

| 使用注意 | | 不宜与海藻、京大戟、红大戟、甘遂、芫花同用。本品有助湿壅气之弊，湿盛胀满、水肿者不宜用。大剂量久服可致水钠潴留，引起浮肿 |

【强化记忆】

1. 治疗暑湿泄泻，宜选用的药物是：
A. 太子参　　　　B. 山药　　　　C. 扁豆
D. 黄芪　　　　　E. 党参
2. 治疗咽喉红肿疼痛，以下药中宜选用：
A. 党参　　　　　B. 太子参　　　C. 扁豆
D. 山药　　　　　E. 甘草
3. 量大久服可引起浮肿的药物是：
A. 黄芪　　　　　B. 白术　　　　C. 白扁豆
D. 甘草　　　　　E. 山药

第五组　大枣，刺五加

口诀

益气健脾又安神，大枣养血五加肾。

中药	大枣	刺五加
性味	甘，温。归脾、胃、心经	甘、微苦，温。归脾、肺、肾、心经
功效	补中益气，养血安神	益气健脾，补肾安神
应用	1. 脾虚食少，乏力便溏 2. 妇人脏躁，失眠	1. 脾肺气虚，体虚乏力，食欲不振 2. 肺肾两虚，久咳虚喘 3. 肾虚腰膝酸痛 4. 心脾不足，失眠多梦
用法用量	煎服，6~15g	煎服，9~27g

【强化记忆】

1. 以下药中,具有养血安神功效的是:
A. 大枣 B. 人参 C. 党参
D. 太子参 E. 黄芪

2. 治疗血虚脏躁,较常选用的物是:
A. 大枣 B. 山药 C. 蜂蜜
D. 白扁豆 E. 党参

第六组 绞股蓝,红景天

口诀

益气景天和绞股,绞股苦寒解热毒,
景天活血益脾肺,通脉平喘甘平苦。

中药	绞股蓝	红景天
性味	甘、苦,寒。归脾、肺经	甘、苦,平。归肺、脾、心经
功效	益气健脾,化痰止咳,清热解毒	益气活血,通脉平喘
应用	1. 脾虚证 2. 肺虚咳嗽	1. 气虚血瘀,胸痹心痛,中风偏瘫 2. 脾肺气虚,倦怠气喘
用法用量	煎服,10~20g;亦可泡服	煎服,3~6g
使用注意		

【强化记忆】

1. 具有益气健脾,化痰止咳,清热解毒功效的中药是:
A. 党参 B. 绞股蓝 C. 巴戟天
D. 黄芪 E. 当归

2. 具有益气活血,通脉平喘功效的中药是:

A. 红景天 B. 绞股蓝 C. 巴戟天
D. 黄芪 E. 当归

第七组 饴糖,蜂蜜

口诀

补中益气用饴糖,缓急止痛肺咳康,
蜂蜜补中又润燥,止痛解毒外敛疮。

中药	饴糖	蜂蜜
性味	甘,温。归脾、胃、肺经	甘,平。归肺、脾、大肠经
功效	补中益气,缓急止痛,润肺止咳	补中,润燥,止痛,解毒;外用生肌敛疮
应用	1. 脾胃虚寒,脘腹疼痛 2. 肺虚燥咳	1. 脾气虚弱,脘腹挛急疼痛 2. 肺燥干咳 3. 肠燥便秘 4. 解乌头类药毒 5. 疮疡不敛,水火烫伤
用法用量	入汤剂须烊化服,每次15~20g	入煎剂,15~30g,冲服。外用适量
使用注意	本品助湿生热,令人中满,故湿热内郁、中满吐逆、痰热咳嗽、小儿疳积者不宜服用	本品有助湿满中之弊,又能滑肠,故湿阻中满,湿热痰滞,便溏泄泻者慎用

【强化记忆】
1. 富含营养成分,又缓急止痛的药物是:
A. 大枣 B. 蜂蜜 C. 甘草
D. 山药 E. 党参
2. 具有润肠通便功效的药物是:

A. 党参　　　　B. 山药　　　　C. 太子参
D. 甘草　　　　E. 蜂蜜

（二）补阳药

第一组　鹿茸，紫河车

口诀

温肾益精河车鹿，河车益气养血顾，
鹿强筋骨调冲任，托毒但忌虚火独。

中药	鹿茸	紫河车
性味	甘、咸，温。归肾、肝经	甘、咸，温。归肺、肝、肾经
功效	补肾壮阳，益精血，强筋骨，调冲任，托疮毒	温肾补精，益气养血
应用	1. 肾阳不足，精血亏虚，阳痿遗精，宫冷不孕，羸瘦，神疲，畏寒，眩晕，耳鸣耳聋 2. 肾虚腰脊冷痛，筋骨痿软 3. 冲任虚寒，崩漏带下 4. 阴疽内陷不起，疮疡久溃不敛	1. 肾阳不足，精血亏虚，虚劳羸瘦，阳痿遗精，宫冷不孕 2. 肺肾两虚，久咳虚喘，骨蒸劳嗽 3. 气血两虚，产后乳少，面色萎黄，食少气短
用法用量	1~2g，研末冲服	2~3g，研末吞服
使用注意	服用本品宜从小量开始，缓缓增加，不可骤用大量，以免阳升风动，头晕目赤，或伤阴动血。凡热证、阴虚阳亢者均当忌服	阴虚火旺者不宜单独应用

【强化记忆】

1. 能益精血,调冲任的药是:
A. 鹿茸　　　　　B. 紫河车　　　　C. 海狗肾
D. 海马　　　　　E. 蛤蟆油

2. 能补肾阳,托疮毒的药物是:
A. 当归　　　　　B. 黄芪　　　　　C. 鹿茸
D. 升麻　　　　　E. 穿山甲

3. 不具有安胎功效的药物是:
A. 杜仲　　　　　B. 续断　　　　　C. 桑寄生
D. 菟丝子　　　　E. 紫河车

第二组　巴戟天,淫羊藿,仙茅

> 口诀

淫藿仙天风寒湿,补肾壮阳强筋骨。

中药	巴戟天	淫羊藿	仙茅
性味	甘、辛,微温。归肾、肝经	辛、甘、温。归肝、肾经	辛,热;有毒。归肾、肝、脾经
功效	补肾阳,强筋骨,祛风湿	补肾壮阳,强筋骨,祛风湿	补肾阳,强筋骨,祛寒湿
应用	1. 肾阳不足,阳痿遗精,宫冷不孕,月经不调,少腹冷痛 2. 风湿痹痛,筋骨痿软	1. 肾阳虚衰,阳痿遗精,筋骨痿软 2. 风寒湿痹,麻木拘挛	1. 肾阳不足,命门火衰,阳痿精冷,小便频数 2. 腰膝冷痛,筋骨痿软无力 3. 阳虚冷泻
用法用量	煎服,3~10g	煎服,6~10g	煎服,3~10g
使用注意	阴虚火旺者不宜使用	阴虚火旺者不宜使用	本品燥热有毒,不宜过量、久服,阴虚火旺者忌服

【强化记忆】

1. 淫羊藿的功效是：
A. 补肝肾,安胎
B. 补肝肾,续筋骨
C. 活血补血,舒筋络
D. 补血活血,润肠
E. 补肾阳,祛风湿

2. 仙茅的功效是：
A. 补肝肾,安胎
B. 补肾阳,强筋骨,祛寒湿
C. 活血补血,舒筋络
D. 补血活血,润肠
E. 补肾阳,祛风湿

第三组 肉苁蓉,锁阳

口诀

苁蓉锁阳补肾阳,润肠通便精血填。

中药	肉苁蓉	锁阳
性味	甘、咸,温。归肾、大肠经	甘,温。归肝、肾、大肠经
功效	补肾阳,益精血,润肠通便	补肾阳,益精血,润肠通便
应用	1. 肾阳不足,精血亏虚,阳痿不孕,腰膝酸软,筋骨无力 2. 肠燥便秘	1. 肾阳不足,精血亏虚,腰膝痿软,阳痿滑精 2. 肠燥便秘
用法用量	煎服,6~10g	煎服,5~10g
使用注意	本品能助阳、滑肠,故阴虚火旺、热结便秘、大便溏泄者不宜服用	本品能助阳、滑肠,故阴虚火旺、大便溏泻、热结便秘者不宜服用

【强化记忆】

1. 锁阳常用治：
A. 肾虚阳痿　　　　B. 风寒湿痹
C. 两者均是　　　　D. 两者均非
2. 淫羊藿常用治：
A. 肾虚阳痿　　　　B. 风寒湿痹
C. 两者均是　　　　D. 两者均非
3. 肉苁蓉与锁阳的共同功效是：
A. 补益肝肾　　B. 温阳止泻　　C. 润肠通便
D. 祛风除湿　　E. 纳气平喘

第四组 杜仲，续断

口诀

杜仲续断安胎灵，补益肝肾强骨筋。

中药	杜仲	续断
性味	甘，温。归肝、肾经	苦、辛，微温。归肝、肾经
功效	补肝肾，强筋骨，安胎	补肝肾，强筋骨，续折伤，止崩漏
应用	1. 肝肾不足，腰膝酸痛，筋骨无力，头晕目眩 2. 肝肾亏虚，妊娠漏血，胎动不安	1. 肝肾不足，腰膝酸软，风湿痹痛 2. 跌仆损伤，筋伤骨折 3. 肝肾不足，崩漏经多，胎漏下血，胎动不安
用法用量	煎服，6~10g	煎服，9~15g。止崩漏宜炒用
使用注意	炒用破坏其胶质有利于有效成分煎出，故比生用效果好。本品为温补之品，阴虚火旺者慎用	

【强化记忆】

1. 续断能治而杜仲不治的病证是:
A. 胎动不安　　　B. 肾虚腰痛　　　C. 筋伤骨折
D. 风湿久痹　　　E. 肾虚阳痿

2. 不能止血的药物是:
A. 鹿角胶　　　　B. 鹿角霜　　　　C. 冬虫夏草
D. 续断　　　　　E. 杜仲

第五组　补骨脂,益智仁

口诀

暖肾固精缩小便,温脾止泻两药兼,
骨脂纳气祛风斑,益智温脾摄唾涎。

中药	补骨脂	益智仁
性味	辛、苦,温。归肾、脾经	辛,温。归脾、肾经
功效	补肾壮阳,固精缩尿,纳气平喘,温脾止泻;外用消风祛斑	暖肾固精缩尿,温脾止泻摄唾
应用	1. 肾阳不足,阳痿不孕,腰膝冷痛 2. 肾虚遗精滑精,遗尿尿频 3. 肾虚作喘 4. 脾肾阳虚,五更泄泻 5. 白癜风,斑秃	1. 肾虚遗尿,小便频数,遗精白浊 2. 脾寒泄泻,腹中冷痛,口多涎唾
用法用量	煎服,6~10g。外用20%~30%酊剂涂患处	煎服,3~10g
使用注意	本品性质温燥,能伤阴助火,故阴虚火旺、大便秘结者忌服	

【强化记忆】

1. 具有温补脾肾,开胃摄唾作用的药物是:
A. 炮姜　　　　B. 附子　　　　C. 肉豆蔻
D. 佩兰　　　　E. 益智仁

2. 能固精、缩尿,止泻、平喘的药物是:
A. 益智仁　　　B. 菟丝子　　　C. 沙苑子
D. 补骨脂　　　E. 韭菜子

3. 下列不是补骨脂功效的是:
A. 补肾壮阳　　B. 固精缩尿　　C. 纳气平喘
D. 温脾止泻　　E. 温脾止泻

第六组　菟丝子,沙苑子

口诀

补肾助阳固精尿,养阴明目沙吐要,
吐丝安胎又止泻,消风祛斑外用妙。

中药	菟丝子	沙苑子
性味	辛、甘,平。归肝、肾、脾经	甘,温。归肝、肾经
功效	补益肝肾,固精缩尿,安胎,明目,止泻;外用消风祛斑	补肾助阳,固精缩尿,养肝明目
应用	1. 肝肾不足,腰膝酸软,阳痿遗精,遗尿尿频 2. 肾虚胎漏,胎动不安 3. 肝肾不足,目昏耳鸣 4. 脾肾虚泻 5. 白癜风	1. 肾虚腰痛,遗精早泄,遗尿尿频,白浊带下 2. 肝肾不足,头晕目眩,目暗昏花
用法用量	煎服,6~12g。外用适量	煎服,9~15g
使用注意	本品虽为平补之品,但偏于补阳,故阴虚火旺、大便燥结、小便短赤者不宜服用	本品为温补固涩之品,阴虚火旺、小便不利者不宜服用

【强化记忆】

1. 按"肾苦燥,急食辛以润之",宜选用:
A. 菟丝子　　　B. 沙苑子　　　C. 补骨脂
D. 韭菜子　　　E. 核桃仁

2. 能补肾益精,安胎的药物是:
A. 枸杞子　　　B. 桑椹子　　　C. 菟丝子
D. 沙苑子　　　E. 五味子

3. 菟丝子与沙苑子的共同作用是:
A. 温脾　　　　B. 止泻　　　　C. 润肠
D. 明目　　　　E. 安胎

4. 补骨脂常用治:
A. 阳虚久泻　　B. 遗精遗尿
C. 两者均可　　D. 两者均不可

5. 沙苑子常用治:
A. 阳虚久泻
B. 遗精遗尿
C. 两者均可
D. 两者均不可

第七组　蛤蚧,核桃仁

口诀

补肾温肺蛤蚧桃,桃润肠而蛤定喘。

中药	蛤蚧	核桃仁
性味	咸,平。归肺、肾经	甘,温。归肾、肺、大肠经
功效	补肺益肾,纳气定喘,助阳益精	补肾,温肺,润肠
应用	1. 肺肾不足,虚喘气促,劳嗽咳血 2. 肾虚阳痿,遗精	1. 肾阳不足,腰膝酸软,阳痿遗精,小便频数 2. 肺肾不足,虚寒喘嗽 3. 肠燥便秘

续表

用法用量	煎服,3~6g;多入丸散或酒剂	煎服,6~9g。传统认为本品定喘嗽宜连皮用,润肠燥宜去皮用
使用注意	咳喘实证不宜使用	阴虚火旺、痰热咳嗽及便溏者不宜服用

【强化记忆】

蛤蚧一般不用治:
A. 肺虚咳嗽　　B. 虚劳喘咳　　C. 风寒咳嗽
D. 肾虚作喘　　E. 肾虚阳痿

第八组　冬虫夏草,胡芦巴,韭菜子

口诀

补肾壮阳韭胡虫,胡止寒痛虫痨血。

中药	冬虫夏草	胡芦巴	韭菜子
性味	甘,平。归肺、肾经	苦,温。归肝、肾经	辛、甘,温。归肝、肾经
功效	补肾益肺,止血化痰	温肾助阳,祛寒止痛	温补肝肾,壮阳固精
应用	1. 肾虚精亏,阳痿遗精,腰膝酸痛 2. 久咳虚喘,劳嗽痰血	1. 肾阳虚衰之阳痿、滑精等证 2. 肾阳不足,寒湿凝滞下焦的疝痛,经寒腹痛及寒湿脚气等证	1. 肝肾亏虚,腰膝酸痛 2. 阳痿遗精,遗尿尿频,白浊带下
用法用量	煎汤或炖服,3~9g	水煎服,3~9g	煎服,3~9g
使用注意	有表邪者不宜用		阴虚火旺者忌服

【强化记忆】

冬虫夏草不具备的功效是：
A. 补肾　　　　　B. 养肝　　　　　C. 益肺
D. 化痰　　　　　E. 止血

第九组　阳起石，紫石英

口诀

温肾壮阳用阳起，冷不受孕阳不举，
紫英温肾又暖宫，温肺平喘安神与。

中药	阳起石	紫石英
性味	咸，温。归肾经	甘，温。归肾、心、肺经
功效	温肾壮阳	温肾暖宫，镇心安神，温肺平喘
应用	肾阳亏虚，阳痿不举，宫冷不孕	1. 肾阳亏虚，宫冷不孕，崩漏带下 2. 惊悸不安，失眠多梦 3. 虚寒咳喘
用法用量	煎服，3~6g	煎服，9~15g，先煎
使用注意	阴虚火旺者忌用。不宜久服	阴虚火旺、肺热咳喘者忌用

【强化记忆】

1. 不能治疗肾虚作喘的药物是：
A. 核桃仁　　　　B. 阳起石　　　　C. 磁石
D. 蛤蚧　　　　　E. 沉香

2. 具有温肾暖宫，镇心安神，温肺平喘功效的药物是：
A. 阳起石　　　　B. 紫石英　　　　C. 杜仲
D. 巴戟天　　　　E. 仙茅

第十组　海狗肾，海马，蛤蟆油

口诀

狗肾海马哈蟆油,补肾壮阳精髓留,
海马消肿又散结,哈蟆润肺止血痨。

中药	海狗肾	海马	哈蟆油
性味	咸,热。归肾经	甘,咸,温。归肝、肾经	甘,咸,平。归肺、肾经
功效	暖肾壮阳,益精补髓	温肾壮阳,散结消肿	补肾益精,养阴润肺
应用	1. 肾阳亏虚,阳痿精冷,精少不育 2. 肾阳衰微,心腹冷痛	1. 肾虚阳痿,遗精遗尿 2. 肾虚作喘 3. 癥瘕积聚,跌仆损伤 4. 痈肿疔疮	1. 病后体虚,神疲乏力,心悸失眠,盗汗 2. 劳嗽咳血
用法用量	研末服,每次1~3g,每日2~3次	煎服,3~9g。外用适量,研末敷患处	5~15g,用水浸泡,炖服,或作丸剂服
使用注意	阴虚火旺及骨蒸劳嗽等忌用	孕妇及阴虚火旺者不宜服用	

【强化记忆】

1. 用于劳嗽咳血,宜选用：
A. 鹿茸　　　　B. 海马　　　　C. 海狗肾
D. 哈蟆油　　　E. 阳起石
2. 用于肾虚作喘,宜选用：
A. 鹿茸　　　　B. 海马　　　　C. 海狗肾
D. 哈蟆油　　　E. 阳起石

(三) 补血药

第一组 当归,熟地黄

口诀

当归补血兼调经,润肠通便止眩晕,
熟地补肾益精髓,真补营血又滋阴。

中药	当归	熟地黄
性味	甘、辛,温。归肝、心、脾经	甘,微温。归肝、肾经
功效	补血活血,调经止痛,润肠通便	补血滋阴,益精填髓
应用	1. 血虚萎黄,眩晕心悸 2. 血虚、血瘀之月经不调,经闭痛经 3. 虚寒腹痛,风湿痹痛,跌仆损伤,痈疽疮疡 4. 血虚肠燥便秘	1. 血虚萎黄,心悸怔忡,月经不调,崩漏下血 2. 肝肾阴虚,腰膝酸软,骨蒸潮热,盗汗遗精,内热消渴 3. 肝肾不足,精血亏虚,眩晕耳鸣,须发早白
用法用量	煎服,6~12g。生当归质润,长于补血,调经,润肠通便,常用于血虚证、血虚便秘、痈疽疮疡等。酒当归功善活血调经,常用于血瘀经闭、痛经、风湿痹痛、跌仆损伤等。传统又认为,当归身偏于补血,当归头偏于止血,当归尾偏于活血,全当归偏于和血(补血活血)	煎服,9~15g
使用注意	湿盛中满、大便溏泄者忌服	本品性质黏腻,有碍消化,凡气滞痰多、湿盛中满、食少便溏者忌服。若重用久服,宜与陈皮、砂仁等同用,以免滋腻碍胃

【强化记忆】
1. 既能补血,又能活血、润肠的药是:

A. 鸡血藤　　　　　　B. 何首乌　　　　　　C. 当归
D. 阿胶　　　　　　　E. 丹参
2. 蒸制能补阴益髓的药物是：
A. 当归　　　　　　　B. 熟地黄　　　　　　C. 白芍
D. 阿胶　　　　　　　E. 何首乌
3. 酒制活血通经的药物是：
A. 当归　　　　　　　B. 熟地黄　　　　　　C. 白芍
D. 阿胶　　　　　　　E. 何首乌
4. 熟地黄的功效是：
A. 补血、止痛　　　　B. 润肠通便
C. 两者均是　　　　　D. 两者均不是
5. 当归的功效是：
A. 补血、止痛　　　　B. 润肠通便
C. 两者均是　　　　　D. 两者均不是

第二组　白芍，阿胶

口诀

养血调经敛阴芍，柔肝止痛抑肝阳，
阿胶补血又止血，养阴润燥嗽血良。

中药	白芍	阿胶
性味	苦、酸，微寒。归肝、脾经	甘，平。归肺、肝、肾经
功效	养血调经，敛阴止汗，柔肝止痛，平抑肝阳	补血，止血，滋阴润燥
应用	1. 血虚萎黄，月经不调，崩漏 2. 自汗，盗汗 3. 胁肋脘腹疼痛，四肢挛急疼痛 4. 肝阳上亢，头痛眩晕	1. 血虚萎黄，眩晕心悸，肌痿无力 2. 吐血尿血，便血崩漏，妊娠胎漏 3. 热病伤阴、心烦不眠，虚风内动、手足瘛疭 4. 肺燥咳嗽，劳嗽咳血

续表

用法用量	煎服，6~15g。平抑肝阳、敛阴止汗多生用，养血调经、柔肝止痛多炒用或酒炒用	煎服，3~9g，烊化兑服。润肺宜蛤粉炒，止血宜蒲黄炒
使用注意	不宜与藜芦同用。阳衰虚寒之证不宜使用	本品性质黏腻，有碍消化，故脾胃虚弱者慎用

【强化记忆】

1. 治疗外感风寒表虚证，宜与桂枝配伍以调和营卫的药物是：

A. 麻黄　　　　　B. 白芍　　　　　C. 防风
D. 生姜　　　　　E. 干姜

2. 既能补血，又能止血的药是：

A. 当归　　　　　B. 三七　　　　　C. 小蓟
D. 大蓟　　　　　E. 阿胶

3. 既能止血，又能滋阴润燥的药是：

A. 生地黄　　　　B. 熟地黄　　　　C. 代赭石
D. 阿胶　　　　　E. 白芍

4. 熟地黄主治：

A. 血虚肠燥　　　B. 血虚精亏　　　C. 阴虚肺燥
D. 阴虚阳亢　　　E. 心脾两虚

5. 白芍主治：

A. 血虚肠燥　　　B. 血虚精亏　　　C. 阴虚肺燥
D. 阴虚阳亢　　　E. 心脾两虚

第三组　何首乌，龙眼肉

口诀

养血乌发制首乌，化浊降脂强筋骨，
生用消痈润肠便，龙眼安神心脾补。

中药	何首乌	龙眼肉
性味	苦、甘、涩,微温。归肝、心、肾经	甘,温。归心、脾经
功效	制何首乌:补肝肾,益精血,乌须发,强筋骨,化浊降脂 生何首乌:解毒,消痈,截疟,润肠通便	补益心脾,养血安神
应用	1. 血虚萎黄,眩晕耳鸣,须发早白,腰膝酸软,肢体麻木,崩漏带下 2. 高脂血症 3. 疮痈、瘰疬,风疹瘙痒 4. 久疟体虚 5. 肠燥便秘	气血不足,心悸怔忡,健忘失眠,血虚萎黄
用法用量	煎服,制何首乌 6~12g,生何首乌 3~6g	煎服,9~15g
使用注意	本品制用偏于补益,且兼收敛之性,湿痰壅盛者忌用;生用滑肠通便,大便溏泄者忌用。何首乌可能有引起肝损伤的风险,故不宜长期、大量服用	湿盛中满及有停饮、痰、火者忌服

【强化记忆】

1. 生用解毒通便,制用补血生精的药物是:
A. 熟地黄　　　　B. 何首乌　　　　C. 黄精
D. 当归　　　　　E. 阿胶

2. 龙眼肉与大枣的共同功效是:
A. 敛汗　　　　　B. 养血　　　　　C. 益气
D. 安神　　　　　E. 滋阴

(四)补阴药

第一组 北沙参,南沙参

口诀

南北沙参肺胃阴,南参化痰益气津。

中药	北沙参	南沙参
性味	甘,微苦,微寒。归肺、胃经	甘,微寒。归肺、胃经
功效	养阴清肺,益胃生津	养阴清肺,益胃生津,化痰,益气
应用	1. 肺热燥咳,阴虚劳嗽痰血 2. 胃阴不足,热病津伤,咽干口渴	1. 肺热燥咳,阴虚劳嗽,干咳痰黏 2. 胃阴不足,食少呕吐,气阴不足,烦热口干
用法用量	煎服,5~12g	煎服,9~15g
使用注意	不宜与藜芦同用	不宜与藜芦同用

【强化记忆】

1. 主要用于肺、胃阴虚证的药物是:
A. 北沙参　　　　B. 百合　　　　C. 石斛
D. 墨旱莲　　　　E. 女贞子

2. 南沙参具有而北沙参不具有的功效是:
A. 补肺阴　　　　B. 清肺热　　　　C. 益胃阴
D. 清胃热　　　　E. 补气

3. 南沙参与北沙参都具有的功效是:
A. 补肺阴　　　　B. 补胃阴　　　　C. 补心阴
D. 祛痰　　　　　E. 补气

第二组 百合,麦冬

口诀

百合麦冬常成对,养阴清心又润肺,
百合功善安心神,麦冬除烦又养胃。

中药	百合	麦冬
性味	甘,微寒。归心、肺经	甘、微苦,微寒。归心、肺、胃经
功效	养阴润肺,清心安神	养阴润肺,益胃生津,清心除烦
应用	1. 阴虚燥咳,劳嗽咳血 2. 虚烦惊悸,失眠多梦,精神恍惚	1. 肺燥干咳,阴虚劳嗽,喉痹咽痛 2. 胃阴不足,津伤口渴,内热消渴,肠燥便秘 3. 心阴虚及温病热扰心营,心烦失眠
用法用量	煎服,6~12g。清心安神宜生用,润肺止咳宜蜜炙用	煎服,6~12g。传统认为本品清养肺胃之阴多去心用,滋阴清心大多连心用
使用注意		脾胃虚寒、食少便溏,以及外感风寒、痰湿咳嗽者忌服

【强化记忆】

1. 治疗阴虚有热,心烦,失眠者,宜选用:
A. 南沙参　　　B. 北沙参　　　C. 石斛
D. 百合　　　　E. 大枣
2. 既归胃经,又归心经的药物是:
A. 南沙参　　　B. 北沙参　　　C. 麦冬
D. 天冬　　　　E. 百合
3. 麦冬的主治是:

A. 胃阴虚　　　　　　B. 心阴虚
C. 二者均是　　　　　D. 二者均非
4. 百合的主治是：
A. 胃阴虚　　　　　　B. 心阴虚
C. 二者均是　　　　　D. 二者均非

第三组　天冬，玉竹

口诀

养阴润燥天冬竹，清肺生津又止渴。

中药	天冬	玉竹
性味	甘、苦，寒。归肺、肾经	甘，微寒。归肺、胃经
功效	养阴润燥，清肺生津	养阴润燥，生津止渴
应用	1. 肺燥干咳，顿咳痰黏，劳嗽咳血 2. 肾阴亏虚，腰膝酸痛，骨蒸潮热 3. 内热消渴，热病伤津，咽干口渴，肠燥便秘	1. 肺阴不足，燥热咳嗽 2. 胃阴不足，咽干口渴，内热消渴
用法用量	煎服，6~12g	煎服，6~12g
使用注意	脾胃虚寒、食少便溏，以及外感风寒、痰湿咳嗽者忌服	

【强化记忆】

1. 治疗肾阴亏虚，骨蒸潮热，口渴者，宜选用的药物是：
A. 天冬　　　　　B. 麦冬　　　　　C. 百合
D. 南沙参　　　　E. 北沙参

2. 阴虚之体外感风温者，较宜选用的药物是：
A. 天冬　　　　　B. 石斛　　　　　C. 玉竹
D. 墨旱莲　　　　E. 黄精

3. 天冬的主治是：
A. 肠燥便秘　　　　B. 津伤口渴
C. 二者均是　　　　D. 二者均非
4. 百合的主治是：
A. 肠燥便秘　　　　B. 津伤口渴
C. 二者均是　　　　D. 二者均非

第四组　石斛，黄精

口诀

石斛甘寒益胃津，清胃热兼养肾阴，
补气养阴又健脾，润肺益肾用黄精。

中药	石斛	黄精
性味	甘,微寒。归胃、肾经	甘,平。归脾、肺、肾经
功效	益胃生津,滋阴清热	补气养阴,健脾,润肺,益肾
应用	1. 热病津伤,口干烦渴,胃阴不足,食少干呕,病后虚热不退 2. 肾阴亏虚、目暗不明、筋骨痿软,阴虚火旺、骨蒸劳热	1. 脾胃气虚,体倦乏力,胃阴不足,口干食少 2. 肺虚燥咳,劳嗽咳血 3. 精血不足,腰膝酸软,须发早白,内热消渴
用法用量	煎服,6~12g;鲜品 15~30g	煎服,9~15g
使用注意	本品能敛邪,故温热病不宜早用;又能助湿,若湿温热尚未化燥伤津者忌服	本品性质黏腻,易助湿壅气,故脾虚湿阻、痰湿壅滞、气滞腹满者不宜使用

【强化记忆】
1. 既益胃生津,又滋肾降火的药物是：
A. 百合　　　　B. 麦冬　　　　C. 北沙参

D. 南沙参　　　　　E. 石斛
2. 既补气,又补阴的药物是:
A. 玉竹　　　　　B. 黄精　　　　　C. 麦冬
D. 天冬　　　　　E. 百合

第五组　墨旱莲,女贞子,枸杞子

口诀

滋补肝肾贞莲杞,旱莲凉血止血起,
女贞明目乌须发,明目益肾用枸杞。

中药	墨旱莲	女贞子	枸杞子
性味	甘、酸,寒。归肾、肝经	甘、苦,凉。归肝、肾经	甘,平。归肝、肾经
功效	滋补肝肾,凉血止血	滋补肝肾,明目乌发	滋补肝肾,益精明目
应用	1. 肝肾阴虚,牙齿松动,须发早白,眩晕耳鸣,腰膝酸软 2. 阴虚血热吐血、衄血、尿血、血痢、崩漏下血、外伤出血	肝肾阴虚,眩晕耳鸣,腰膝酸软,须发早白,目暗不明,内热消渴,骨蒸潮热	肝肾阴虚,精血不足,腰膝酸痛,眩晕耳鸣,阳痿遗精,内热消渴,血虚萎黄,目昏不明
用法用量	煎服,6~12g。外用适量	煎服,6~12g。酒制后增强补肝肾作用	煎服,6~12g

【强化记忆】
1. 治疗精血不足,视力减退者,宜选用的药物是:
A. 枸杞子　　　　B. 墨旱莲　　　　C. 黄精
D. 玉竹　　　　　E. 百合
2. 治疗阴虚血热的出血证,宜选用的药物是:

A. 枸杞子　　　　B. 墨旱莲　　　　C. 黄精
D. 玉竹　　　　　E. 百合
3. 治疗肝肾不足,常与墨旱莲配伍的药物是:
A. 百合　　　　　B. 女贞子　　　　C. 石斛
D. 天冬　　　　　E. 黄精

第六组　桑椹,黑芝麻

口诀

桑椹子与黑芝麻,滋阴补血兼润肠。

中药	桑椹	黑芝麻
性味	甘、酸,寒。归心、肝、肾经	甘,平。归肝、肾、大肠经
功效	滋阴补血,生津润燥	补肝肾,益精血,润肠燥
应用	1. 肝肾阴虚,眩晕耳鸣,心悸失眠,须发早白 2. 津伤口渴,内热消渴,肠燥便秘	1. 精血亏虚,头晕眼花,耳鸣耳聋,须发早白,病后脱发 2. 肠燥便秘
用法用量	煎服,9~15g	煎服,9~15g
使用注意		大便溏泄者不宜服用

【强化记忆】
具有滋阴补血功效的药物是:
A. 桑椹　　　　　B. 天冬　　　　　C. 南沙参
D. 黄精　　　　　E. 玉竹

第七组　龟甲,鳖甲

口诀

二甲滋阴潜阳也,鳖退虚热软坚结,
龟甲固经又止崩,益肾强骨心养血。

中药	龟甲	鳖甲
性味	咸、甘,微寒。归肝、肾、心经	咸,微寒。归肝、肾经
功效	滋阴潜阳,益肾强骨,养血补心,固经止崩	滋阴潜阳,退热除蒸,软坚散结
应用	1. 阴虚潮热、骨蒸盗汗,阴虚阳亢、头晕目眩,虚风内动 2. 肾虚筋骨痿软,囟门不合 3. 阴血亏虚,惊悸、失眠、健忘 4. 阴虚血热,崩漏经多	1. 阴虚发热、骨蒸劳热,阴虚阳亢、头晕目眩,虚风内动、手足瘛疭 2. 经闭,癥瘕,久疟疟母
用法用量	煎服,9~24g,先煎。本品经砂烫醋淬后,更容易煎出有效成分,并除去腥气,便于服用	
使用注意	脾胃虚寒者忌服,孕妇慎用	脾胃虚寒者忌服,孕妇慎用

【强化记忆】

1. 治疗肾虚而筋骨不健者,宜选用的药物是:
A. 墨旱莲　　　B. 女贞子　　　C. 黄精
D. 天冬　　　　E. 龟甲

2. 以下药中,长于退热除蒸的药物是:
A. 鳖甲　　　　B. 龟甲　　　　C. 女贞子
D. 枸杞子　　　E. 黄精

3. 龟甲的功效是:
A. 平肝潜阳
B. 安神定志
C. 二者均是
D. 二者均非

4. 鳖甲的功效是:
A. 平肝潜阳
B. 安神定志
C. 二者均是
D. 二者均非

第十七章【强化记忆】参考答案

(一) 补气药
第一组: 1. B 2. A 3. E 4. A 5. D
第二组: 1. C 2. D 3. B 4. C
第三组: 1. B 2. A 3. A 4. BCE
第四组: 1. C 2. E 3. D
第五组: 1. A 2. A
第六组: 1. B 2. A
第七组: 1. B 2. E

(二) 补阳药
第一组: 1. A 2. C 3. E
第二组: 1. E 2. B
第三组: 1. A 2. C 3. C
第四组: 1. C 2. E
第五组: 1. E 2. D 3. E
第六组: 1. A 2. C 3. D 4. C 5. B
第七组: C
第八组: B
第九组: 1. B 2. B
第十组: 1. D 2. B

(三) 补血药
第一组: 1. C 2. B 3. A 4. D 5. C
第二组: 1. B 2. E 3. D 4. B 5. D

第三组:1. B 2. BCD
(四) 补阴药
第一组:1. A 2. E 3. AB
第二组:1. D 2. C 3. C 4. B
第三组:1. A 2. C 3. C 4. D
第四组:1. E 2. B
第五组:1. A 2. B 3. B
第六组:A
第七组:1. E 2. A 3. C 4. A

第十八章

收涩药

(一) 固表止汗药

麻黄根,浮小麦,糯稻根

> **口诀**
>
> 固表止汗麦两根,小麦益气除热享,
> 糯稻益胃又生津,巧用骨蒸潮热奔。

中药	麻黄根	浮小麦	糯稻根
性味	甘、涩,平。归心、肺经	甘,凉。归心经	甘,平。归肺、胃、肾经
功效	固表止汗	固表止汗,益气,除热	固表止汗,益胃生津,退虚热
应用	自汗,盗汗	1. 自汗,盗汗 2. 阴虚发热,骨蒸劳热	1. 自汗,盗汗 2. 虚热不退,骨蒸潮热
用法用量	煎服,3~9g。外用适量,研粉撒扑	煎服,6~12g	煎服,30~60g
使用注意	有表邪者忌用	表邪汗出者忌用	

【强化记忆】

1. 具有敛汗、除热作用的药物是:
A. 麻黄根　　　B. 五味子　　　C. 浮小麦
D. 山茱萸　　　E. 金樱子

2. 麻黄根的使用注意是:
A. 肺虚者忌用　　B. 年老体弱者忌用
C. 孕妇忌用　　　D. 有表邪者忌用
E. 脾胃有湿热者忌用
3. 浮小麦主治的病证是:
A. 自汗　　　　　B. 脏躁病　　　　C. 盗汗
D. 骨蒸潮热　　　E. 食积不化

(二) 敛肺涩肠药

第一组　五味子,乌梅

口诀

收敛固涩味梅拼,乌梅安蛔也生津,
五味生津兼益气,酸甘补肾又宁心。

中药	五味子	乌梅
性味	酸、甘、温。归肺、心、肾经	酸、涩,平。归肝、脾、肺、大肠经
功效	收敛固涩,益气生津,补肾宁心	敛肺,涩肠,生津,安蛔
应用	1. 久咳虚喘 2. 梦遗滑精,遗尿尿频 3. 久泻不止 4. 自汗,盗汗 5. 津伤口渴,内热消渴 6. 心悸失眠	1. 肺虚久咳 2. 久泻久痢 3. 虚热消渴 4. 蛔厥呕吐腹痛
用法用量	煎服,2~6g	煎服,6~12g,大剂量可用至30g。外用适量,捣烂或炒炭研末外敷。止泻、止血宜炒炭用
使用注意	凡表邪未解,内有实热,咳嗽初起,麻疹初期,均不宜用	外有表邪或内有实热积滞者均不宜服

【强化记忆】

1. 可用于心悸、失眠、多梦的药物是:
A. 山茱萸　　　　　B. 五味子　　　　　C. 金樱子
D. 覆盆子　　　　　E. 桑螵蛸

2. 既能敛肺止咳,又能涩肠止泻的药物是:
A. 乌梅　　　　　　B. 金樱子　　　　　C. 白果
D. 肉豆蔻　　　　　E. 赤石脂

3. 上能敛肺气,下能滋肾阴的药物是:
A. 诃子　　　　　　B. 五味子　　　　　C. 乌梅
D. 五倍子　　　　　E. 覆盆子

4. 既能涩肠止泻,又能安蛔止痛的药物是:
A. 五味子　　　　　B. 金樱子　　　　　C. 诃子
D. 肉豆蔻　　　　　E. 乌梅

第二组　五倍子,诃子,罂粟壳

口诀

涩肠止泻诃倍罂,罂善止痛诃利音,
五倍收湿以敛疮,止血敛汗固肾精。

中药	五倍子	诃子	罂粟壳
性味	酸、涩,寒。归肺、大肠、肾经	苦、酸、涩、平。归肺、大肠经	酸、涩,平;有毒。归肺、大肠、肾经
功效	敛肺降火,涩肠止泻,敛汗,固精止遗,止血,收湿敛疮	涩肠止泻,敛肺止咳,降火利咽	敛肺,涩肠,止痛
应用	1. 肺虚久咳,肺热痰嗽 2. 久泻久痢 3. 自汗、盗汗 4. 遗精,滑精 5. 崩漏,便血痔血,外伤出血 6. 痈肿疮毒,皮肤湿烂	1. 久泻久痢,便血脱肛 2. 肺虚喘咳,久嗽不止,咽痛音哑	1. 肺虚久咳 2. 久泻久痢,脱肛 3. 脘腹疼痛,筋骨疼痛

续表

用法用量	煎服,3~6g。外用适量。研末外敷或煎汤熏洗	煎服,3~10g。涩肠止泻宜煨用,敛肺清热、利咽开音宜生用	煎服,3~6g。止咳宜蜜炙用,止泻、止痛宜醋炒用
使用注意	湿热泻痢者忌用	凡外有表邪、内有湿热积滞者忌用	本品易成瘾,不宜常服;孕妇及儿童禁用;运动员慎用;咳嗽或泻痢初起邪实者忌用

【强化记忆】

1. 可用于久咳、失音的药物是:
A. 苏子　　　　B. 罂粟壳　　　C. 白芥子
D. 诃子　　　　E. 川贝母

2. 能敛肺降火、敛汗止血的药物是:
A. 五倍子　　　B. 乌梅　　　　C. 白果
D. 五味子　　　E. 诃子

3. 外用能收湿敛疮,且有解毒消肿作用的药物是:
A. 海螵蛸　　　B. 连翘　　　　C. 赤石脂
D. 五倍子　　　E. 蒲公英

4. 既能敛肺止咳,又能利咽开音的药物是:
A. 桔梗　　　　B. 薄荷　　　　C. 射干
D. 诃子　　　　E. 五倍子

5. 五倍子主治的病证是:
A. 肺虚久咳　　B. 遗精滑精　　C. 久泻久痢
D. 自汗盗汗　　E. 崩漏下血

第三组　石榴皮,肉豆蔻

口诀

涩肠止泻蔻榴皮,止血驱虫蔻行气。

中药	石榴皮	肉豆蔻
性味	酸、涩,温。归大肠经	辛,温。归脾、胃、大肠经
功效	涩肠止泻,止血,驱虫	温中行气,涩肠止泻
应用	1. 久泻,久痢,脱肛 2. 便血,崩漏,带下 3. 虫积腹痛	1. 脾胃虚寒,久泻不止 2. 胃寒气滞,脘腹胀痛,食少呕吐
用法用量	煎服,3~9g。止血多炒炭用	煎服,3~10g。内服须煨制去油用
使用注意	泻痢初起者忌服	湿热泻痢者忌用

【强化记忆】

虚寒久泻,腹胀食少,宜选:
A. 乌梅　　　　　B. 诃子　　　　　C. 肉豆蔻
D. 赤石脂　　　　E. 金樱子

第四组　赤石脂,禹余粮

口诀

赤禹止血又涩肠,石脂兼生肌敛疮。

中药	赤石脂	禹余粮
性味	甘、酸、涩,温。归大肠、胃经	甘、涩,微寒。归胃、大肠经
功效	涩肠止泻,收敛止血,生肌敛疮	涩肠止泻,收敛止血
应用	1. 久泻久痢 2. 大便出血,崩漏带下 3. 疮疡久溃不敛,湿疮脓水浸淫	1. 久泻,久痢 2. 便血,崩漏 3. 带下清稀

续表

用法用量	煎服,9~12g,先煎。外用适量,研末敷患处	煎服,9~15g,先煎;或入丸散
使用注意	不宜与肉桂同用。孕妇慎用。湿热积滞泻痢者忌服	孕妇慎用;湿热积滞泻痢者忌服

【强化记忆】

1. 具有涩肠止泻,收敛止血,生肌敛疮作用的中药是:
A. 乌梅
B. 诃子
C. 肉豆蔻
D. 赤石脂
E. 金樱子

2. 性味甘涩微寒,具有涩肠止泻,收敛止血作用的中药是:

A. 乌梅 B. 诃子 C. 禹余粮
D. 赤石脂 E. 金樱子

(三) 固精缩尿止带药

第一组 山茱萸,覆盆子,桑螵蛸

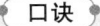

山萸覆盆桑螵蛸,补益肝肾助阳要,
山萸收涩兼固脱,螵盆固精而缩尿。

中药	山茱萸	覆盆子	桑螵蛸
性味	酸、涩,微温。归肝、肾经	甘、酸,温。入肝、肾、膀胱经	甘、咸,平。归肝、肾经
功效	补益肝肾,收涩固脱	益肾固精缩尿,养肝明目	固精缩尿,补肾助阳

续表

应用	1. 肝肾亏虚,眩晕耳鸣,腰膝酸痛,阳痿 2. 遗精滑精,遗尿尿频 3. 月经过多,崩漏带下 4. 大汗虚脱 5. 内热消渴	1. 肾虚不固,遗精滑精,遗尿尿频,阳痿早泄 2. 肝肾不足,目暗昏花	1. 肾虚不固,遗精滑精,遗尿尿频,小便白浊 2. 肾虚阳痿
用法用量	煎服,6~12g,急救固脱可用至20~30g	煎服,6~12g	煎服,5~10g
使用注意	素有湿热而致小便淋涩者不宜服用	阴虚火旺,膀胱蕴热而小便短涩者忌用	阴虚火旺,膀胱蕴热而小便短涩者忌用

【强化记忆】

1. 既能固精,又能补肾助阳的药物是:
A. 煅牡蛎　　　　B. 桑螵蛸　　　　C. 巴戟天
D. 山茱萸　　　　E. 金樱子

2. 既能收敛固涩,又能补益肝肾的药物是:
A. 煅牡蛎　　　　B. 桑螵蛸　　　　C. 巴戟天
D. 山茱萸　　　　E. 金樱子

3. 山茱萸常用治:
A. 大汗不止,体虚欲脱　　　　B. 肾虚阳痿
C. 两者均是　　　　　　　　　D. 两者均非

第二组　金樱子,海螵蛸

口诀

海螵蛸与金樱子,固精固崩止带可,
螵蛸制酸以止痛,敛疮收敛出血止。

中药	金樱子	海螵蛸
性味	酸、甘、涩,平。归肾、膀胱、大肠经	咸、涩,温。归脾、肾经
功效	固精缩尿,固崩止带,涩肠止泻	收敛止血,涩精止带,制酸止痛,收湿敛疮
应用	1. 遗精滑精,遗尿尿频,崩漏带下 2. 久泻,久痢	1. 吐血衄血,崩漏便血,外伤出血 2. 遗精滑精,赤白带下 3. 胃痛吞酸 4. 湿疹湿疮,溃疡不敛
用法用量	煎服,6~12g	煎服,5~10g。外用适量,研末敷患处
使用注意	本品功专收涩,故邪气实者不宜使用	

【强化记忆】

1. 海螵蛸常用治:
A. 遗精滑精　　　B. 胃痛泛酸
C. 两者均是　　　D. 两者均非

2. 金樱子用治:
A. 遗精滑精　　　B. 胃痛泛酸
C. 两者均是　　　D. 两者均非

3. 海螵蛸具有的功效是:
A. 既能收敛止血,又能敛疮
B. 既能固精缩尿,又能涩肠止泻
C. 既能固精止带,又能制酸止痛
D. 既能凉血止血,又能解毒敛疮
E. 既能收敛止血,又能消肿生肌

4. 金樱子所主治的病证是:
A. 遗精滑精　　　B. 遗尿尿频　　　C. 带下

D. 久泻久痢　　　　E. 久咳虚喘

第三组　芡实,莲子

口诀

芡实莲子甘涩平,药食同源百姓迎,
益肾固精止泻带,莲子安神又养心。

中药	芡实	莲子
性味	甘、涩,平。归脾、肾经	甘、涩,平。归脾、肾、心经
功效	益肾固精,补脾止泻,除湿止带	补脾止泻,止带,益肾涩精,养心安神
应用	1. 肾虚遗精滑精,遗尿尿频 2. 脾虚久泻 3. 白浊,带下	1. 脾虚泄泻 2. 带下 3. 肾虚遗精滑精,遗尿尿频 4. 虚烦,心悸,失眠
用法用量	煎服,9~15g	煎服,6~15g

【强化记忆】

1. 既能益肾固精,又能补脾止泻的药物是:
A. 山茱萸　　　　B. 覆盆子　　　　C. 枸杞子
D. 金樱子　　　　E. 莲子
2. 既能健脾止泻,又能除湿止带的药物是:
A. 芡实　　　　　B. 椿皮　　　　　C. 鸡冠花
D. 白芷　　　　　E. 白果
3. 五味子、莲子均可治:
A. 心悸、失眠　　B. 自汗、盗汗　　C. 带下
D. 崩漏下血　　　E. 久咳虚喘
4. 白果、芡实均可治:
A. 心悸、失眠　　B. 自汗、盗汗　　C. 带下

D. 崩漏下血　　　　E. 久咳虚喘
5. 莲子所主治的病证是：
A. 遗精滑精　　　B. 带下　　　　　C. 脾虚泄泻
D. 心悸、失眠　　E. 肾虚阳痿

第四组　刺猬皮，鸡冠花

口诀

收敛止血花猬皮，鸡冠带又止痢，
皮治滑精遗尿频，固精兼止痛化瘀。

中药	刺猬皮	鸡冠花
性味	苦、涩，平。归肾、胃、大肠经	甘、涩，凉。归肝、大肠经
功效	固精缩尿，收敛止血，化瘀止痛	收敛止血，止带，止痢
应用	1. 遗精滑精，遗尿尿频 2. 便血，痔血 3. 胃痛，呕吐	1. 吐血，崩漏，便血，痔血 2. 赤白带下 3. 久痢不止，赤白下痢
用法用量	煎服，3~10g；研末服1.5~3g	煎服，6~12g

【强化记忆】

1. 性味苦、涩，平，具有固精缩尿，收敛止血，化瘀止痛的中药是：
A. 山茱萸　　　　B. 覆盆子　　　　C. 刺猬皮
D. 金樱子　　　　E. 莲子

2. 性味甘、涩，凉。具有收敛止血，止带，止痢功效的中药是：
A. 山茱萸　　　　B. 覆盆子　　　　C. 刺猬皮
D. 金樱子　　　　E. 鸡冠花

第十八章【强化记忆】参考答案

(一) 固表止汗药
1. C 2. D 3. ACD

(二) 敛肺涩肠药
第一组:1. B 2. A 3. B 4. E
第二组:1. D 2. A 3. D 4. D 5. ABCDE
第三组:C
第四组:1. D 2. C

(三) 固精缩尿止带药
第一组:1. B 2. D 3. C
第二组:1. C 2. A 3. A 4. ABCD
第三组:1. E 2. A 3. A 4. C 5. ABCD
第四组:1. C 2. E

第十九章 涌吐药

第一组 常山,胆矾

口诀

胆矾常山痰涎溏,截疟功归于常山,
胆矾化痰解食毒,收湿又祛腐蚀疮。

中药	常山	胆矾
性味	苦、辛,寒;有毒。归肺、肝、心经	酸、辛,寒;有毒。归肝、胆经
功效	涌吐痰涎,截疟	涌吐痰涎,解毒收湿,祛腐蚀疮
应用	1. 痰饮停聚,胸膈痞塞 2. 疟疾	1. 风痰壅塞,喉痹,癫痫,误食毒物 2. 风眼赤烂,口疮,牙疳 3. 胬肉,疮疡不溃
用法用量	煎服,5~9g。涌吐可生用,截疟宜酒制用。治疗疟疾宜在寒热发作前半天或2小时服用	温水化服,0.3~0.6g。外用适量,煅后研末撒或调敷,或以水溶化后外洗
使用注意	本品有催吐副作用,用量不宜过大;孕妇及体虚者慎用	孕妇、体虚者忌服

【强化记忆】

1. 既能涌吐痰涎,又能截疟的药物是:
A. 槟榔　　　　B. 青蒿　　　　C. 常山
D. 生首乌　　　E. 胆矾

2. 胆矾与常山的共同功效是：
A. 截疟　　　　　B. 涌吐痰涎　　　C. 解毒收湿
D. 祛腐蚀疮　　　E. 祛湿退黄

3. 胆矾作内服使用，其用法是：
A. 先煎　　　　　B. 后下　　　　　C. 另煎
D. 包煎　　　　　E. 温水化服

4. 常山具有的功效是：
A. 涌吐痰涎　　　B. 祛腐蚀疮
C. 两者均是　　　D. 两者均非

第二组　瓜蒂，藜芦

口诀

瓜蒂藜芦吐风痰，藜芦杀虫蒂退黄。

中药	瓜蒂	藜芦
性味	苦，寒；有毒。归胃、胆经	苦、辛，寒；有毒。归肺、肝、胃经
功效	涌吐痰食，祛湿退黄	涌吐风痰，杀虫
应用	1. 风痰、宿食停滞，食物中毒 2. 湿热黄疸	1. 中风、癫痫、喉痹、误食毒物 2. 疥癣，白秃，头虱，体虱
用法用量	煎服，2.5~5g；入丸散服，每次0.3~1g。外用适量，研末吹鼻，待鼻中流出黄水即可停药	内服 0.3~0.6g，入丸散，温水送服以催吐；外用适量，研末，油调涂
使用注意	孕妇、体虚、心脏病、吐血、咳血、胃弱及上部无实邪者忌用	本品体虚及孕妇禁服；不宜与人参、党参、西洋参、南沙参、北沙参、丹参、玄参、苦参、细辛、白芍、赤芍同用；因其治疗量与中毒量接近，内服易产生毒性反应，现代临床已不作为涌吐药使用，而主要作为农作物及蚊蝇的杀虫剂

【强化记忆】

1. 瓜蒂入丸散,常用剂量是:
A. 1~3g B. 3~6g C. 2.5~5g
D. 0.3~1g E. 4.5~9g

2. 常山善治:
A. 湿热黄疸 B. 疟疾 C. 风眼赤烂
D. 口疮 E. 疮疡

3. 瓜蒂善治:
A. 湿热黄疸 B. 疟疾 C. 风眼赤烂
D. 口疮 E. 疮疡

4. 瓜蒂的功效是:
A. 截疟 B. 涌吐痰食 C. 解毒收湿
D. 祛腐蚀疮 E. 祛湿退黄

5. 胆矾常用治:
A. 口疮 B. 癫痫 C. 误食毒物
D. 黄疸 E. 风眼赤烂

第十九章【强化记忆】参考答案

第一组:1. C 2. B 3. E 4. A
第二组:1. D 2. B 3. A 4. BE 5. ABCE

第二十章 攻毒杀虫止痒药

第一组 雄黄,硫黄

口诀

解毒杀虫硫雄黄,雄痰截疟硫助阳。

中药	雄黄	硫黄
性味	辛,温;有毒。归肝、大肠经	酸,温;有毒。归肾、大肠经
功效	解毒杀虫,燥湿祛痰,截疟	外用解毒疗疮、杀虫止痒;内服补火助阳通便
应用	1. 痈肿疔疮,湿疹疥癣,蛇虫咬伤 2. 虫积腹痛,惊痫,疟疾	1. 疥癣,秃疮,湿疹,阴疽恶疮 2. 阳痿足冷,虚喘冷哮,虚寒便秘
用法用量	0.05~0.1g,入丸散用。外用适量,熏涂患处	外用适量,研末油调涂敷患处。内服 1.5~3g,炮制后入丸散服
使用注意	本品应水飞入药,切忌火煅;内服宜慎;不可长期、大量使用;孕妇禁用	孕妇慎用;不宜与芒硝、玄明粉同用;阴虚火旺者忌服

【强化记忆】

1. 外用杀虫主治疥疮,内服可助阳通便的药物是:
A. 雄黄　　　　B. 硫黄　　　　C. 蛇床子
D. 樟脑　　　　E. 土荆皮

2. 下列主治痈肿疔疮、湿疹、蛇伤的药物是:
A. 雄黄　　　　　B. 硫黄　　　　　C. 白矾
D. 蟾酥　　　　　E. 木鳖子
3. 主治肾虚阳痿及虚寒便秘的药物是:
A. 巴戟天　　　　B. 杜仲　　　　　C. 雄黄
D. 硫黄　　　　　E. 蛇床子

第二组　白矾,蛇床子

口诀

杀虫止痒白矾床,蛇床温肾以壮阳。

中药	白矾	蛇床子
性味	酸、涩,寒。归肺、脾、肝、大肠经	辛、苦,温;有小毒。归肾经
功效	外用解毒杀虫,燥湿止痒;内服止血止泻,祛除风痰	燥湿祛风,杀虫止痒,温肾壮阳
应用	1. 湿疹,疥癣,脱肛,痔疮,疮疡,聤耳流脓 2. 便血、衄血、崩漏 3. 久泻久痢 4. 癫痫发狂	1. 阴痒,疥癣,湿疹瘙痒 2. 寒湿带下,湿痹腰痛 3. 肾虚阳痿,宫冷不孕
用法用量	内服,0.6~1.5g,入丸散剂。外用适量,研末敷或化水洗患处	煎服,3~10g。外用适量,多煎汤熏洗,或研末调敷
使用注意		阴虚火旺或下焦有湿热者不宜内服

【强化记忆】
1. 外用内服均具收敛止血作用的是:
A. 雄黄　　　　　B. 茜草　　　　　C. 白矾

D. 降香   E. 蜂房

2. 下列主治阳痿、阴痒、湿疹、带下的药物是:
A. 肉苁蓉   B. 续断   C. 硫黄
D. 白矾   E. 蛇床子

3. 白矾的主治证是:
A. 热痰喘咳   B. 寒痰喘咳   C. 阴虚燥咳
D. 虚喘冷哮   E. 痰厥癫狂

4. 硫黄的主治证是:
A. 热痰喘咳   B. 寒痰喘咳   C. 阴虚燥咳
D. 虚喘冷哮   E. 痰厥癫狂

第三组 土荆皮,蜂房

口诀

荆皮蜂房攻毒虫,荆癣痒蜂祛风痛。

中药	土荆皮	蜂房
性味	辛,温;有毒。归肺、脾经	甘,平。归胃经
功效	杀虫,疗癣,止痒	攻毒杀虫,祛风止痛
应用	1. 体癣,手足癣,头癣 2. 疥疮,湿疹,皮炎,皮肤瘙痒	1. 疮疡肿毒,乳痈,瘰疬,癌肿 2. 皮肤顽癣,鹅掌风,牙痛,风湿痹痛
用法用量	外用适量,醋或酒浸涂擦,或研末调涂患处	煎服,3~5g。外用适量,研末油调敷患处,或煎水漱口,或洗患处
使用注意	只供外用,不可内服	

【强化记忆】

1. 功专外用杀虫止痒,治疗癣疾的药物是:
A. 白矾   B. 硫黄   C. 蛇床子

D. 土荆皮　　　　　E. 蜂房
2. 具有攻毒杀虫,祛风止痛功效的药物是:
A. 蟾酥　　　　　B. 樟脑　　　　　C. 雄黄
D. 木鳖子　　　　E. 蜂房

第四组　樟脑,大蒜

口诀

解毒杀虫樟脑蒜,蒜止痢而脑窍痛

中药	樟脑	大蒜
性味	辛,热;有毒。归心、脾经	辛,温。归脾、胃、肺经
功效	除湿杀虫,温散止痛,开窍辟秽	解毒消肿,杀虫,止痢
应用	1. 疥癣瘙痒,湿疮溃烂 2. 跌打伤痛,牙痛 3. 痧胀腹痛,吐泻神昏	1. 痈肿疮疡,疥癣 2. 肺痨,顿咳,痢疾,泄泻 3. 蛲虫病,钩虫病
用法用量	外用适量,研末撒布或调敷。内服 0.1~0.2g,入散剂或用酒溶化服	煎服,9~15g。外用适量,捣烂外敷,或切片外擦,或隔蒜灸
使用注意	气虚阴亏、有热者及孕妇忌服	外用可引起皮肤发红、灼热甚至起泡,故不可敷之过久。阴虚火旺及有目、舌、喉、口齿诸疾不宜服用。孕妇忌灌肠用

【强化记忆】
1. 具有解毒杀虫,止痢作用的药物是:
A. 百部　　　　　B. 鸦胆子　　　　C. 贯众
D. 雄黄　　　　　E. 大蒜

2. 蟾酥的主治为：
A. 疥癣，跌打伤痛
B. 痈疽，咽喉肿痛
C. 两者均是
D. 两者均不是
3. 樟脑的主治为：
A. 疥癣，跌打伤痛
B. 痈疽，咽喉肿痛
C. 两者均是
D. 两者均不是

第二十章【强化记忆】参考答案

第一组：1. B 2. A 3. D
第二组：1. C 2. E 3. E 4. D
第三组：1. D 2. E
第四组：1. E 2. B 3. A

第二十一章 拔毒化腐生肌药

第一组 红粉,轻粉

口诀

攻毒敛疮红轻粉,红热轻寒均外用。

中药	红粉	轻粉
性味	辛,热;有大毒。归肺、脾经	辛,寒;有毒。归大肠、小肠经
功效	拔毒,除脓,去腐,生肌	外用杀虫,攻毒,敛疮;内服祛痰消积,逐水通便
应用	痈疽疔疮,梅毒下疳,一切恶疮,肉暗紫黑,腐肉不去,窦道瘘管,脓水淋漓,久不收口	1. 疥疮,顽癣,臁疮,梅毒,疮疡,湿疹 2. 痰涎积滞,水肿鼓胀,二便不利
用法用量	外用适量,研极细粉单用或与其他味药配制成散剂或制成药捻	外用适量,研末掺敷患处。内服每次0.1~0.2g,每日1~2次,多入丸剂或装胶囊服。服后及时漱口,以免口腔糜烂
使用注意	本品有大毒,只可外用,不可内服;外用亦不宜久用;孕妇禁用	本品有毒,不可过量或久服;内服宜慎;孕妇禁服

【强化记忆】

1. 外用攻毒杀虫敛疮,内服逐水通便的药物是:
A. 雄黄　　　　　B. 硫黄　　　　　C. 白矾
D. 轻粉　　　　　E. 砒石

2. 红粉的功效是:
A. 攻毒杀虫,敛疮,通便
B. 攻毒杀虫,清热化痰
C. 拔毒除脓,去腐生肌
D. 拔毒去腐
E. 攻毒杀虫,活血消肿
3. 轻粉的功效是:
A. 攻毒杀虫,敛疮,通便
B. 攻毒杀虫,清热化痰
C. 拔毒除脓,去腐生肌
D. 拔毒去腐
E. 攻毒杀虫,活血消肿

第二组 砒石,铅丹

口诀

砒石铅丹均有毒,拔毒杀虫止痒用。

中药	砒石	铅丹
性味	辛,大热;有大毒。归肺、脾、肝经	辛、咸,寒;有毒。归心、脾、肝经
功效	外用攻毒杀虫,蚀疮去腐;内服劫痰平喘,攻毒抑癌	外用拔毒生肌,杀虫止痒;内服坠痰镇惊
应用	1. 恶疮,瘰疬,顽癣,牙疳,痔 2. 寒痰哮喘 3. 癌肿	1. 疮疡溃烂,湿疹瘙痒,疥癣 2. 惊痫癫狂,心神不宁
用法用量	外用适量,研末撒敷,宜作复方散剂或入膏药、药捻用。内服宜入丸、散,每次 0.002~0.004g	外用适量,研末撒布或熬膏贴敷。内服多入丸、散,0.3~0.6g

续表

| 使用注意 | 本品有剧毒,内服宜慎;外用亦应注意,以防局部吸收中毒。不可作酒剂服。体虚者及孕妇禁服。不宜与水银同用 | 本品有毒,用之不当可引起铅中毒,宜慎用;亦不可持续使用以防蓄积中毒。孕妇禁用 |

【强化记忆】

1. 外用可攻毒杀虫,蚀疮去腐,内服劫痰平喘的药物是:
   A. 巴豆　　　　　B. 升药　　　　　C. 轻粉
   D. 砒石　　　　　E. 铅丹
2. 具有外用拔毒生肌,杀虫止痒功效的药物是:
   A. 升药　　　　　B. 砒石　　　　　C. 铅丹
   D. 炉甘石　　　　E. 轻粉
3. 砒石内服每次的用量是:
   A. 0.002~0.004g
   B. 0.01~0.02g
   C. 0.02~0.04g
   D. 0.15~0.3g
   E. 0.3~0.6g

第三组　炉甘石,硼砂

口诀

解毒明目炉甘石,收湿止痒敛疮得,
清热解毒用硼砂,内服化痰清肺热。

中药	炉甘石	硼砂
性味	甘,平。归肝、脾经	甘、咸,凉。归肺、胃经
功效	解毒明目退翳,收湿止痒敛疮	外用清热解毒,内服清肺化痰

243

续表

应用	1. 目赤肿痛,睑弦赤烂,翳膜遮睛,胬肉攀睛 2. 溃疡不敛,脓水淋漓,湿疮瘙痒	1. 咽喉肿痛,口舌生疮,目赤翳障 2. 痰热咳嗽
用法用量	外用适量	外用适量,研极细末干撒或调敷患处;或化水含漱。内服多入丸散,1.5~3g
使用注意	本品专供外用,不作内服	本品以外用为主,内服宜慎

【强化记忆】

1. 具有解毒明目退翳功效且为眼科常用外用药物的是:
A. 石决明　　　B. 蝉蜕　　　C. 轻粉
D. 炉甘石　　　E. 硼砂

2. 下列具有解毒,清肺化痰作用的药物是:
A. 瓜蒌　　　B. 半夏　　　C. 大蒜
D. 硼砂　　　E. 贝母

3. 既为喉科亦是眼科的常用药是:
A. 铅丹　　　B. 板蓝根　　　C. 青葙子
D. 夏枯草　　　E. 硼砂

4. 炉甘石的功效是:
A. 安神明目聪耳　B. 解毒明目退翳
C. 两者均是　　　D. 两者均不是

第二十一章【强化记忆】参考答案

第一组:1. D　2. C　3. A
第二组:1. D　2. C　3. A
第三组:1. D　2. D　3. E　4. B